北京针灸英才丛书

针海探幽

——贺氏三通通经络、薄氏腹针调脏腑

杨　光　编著

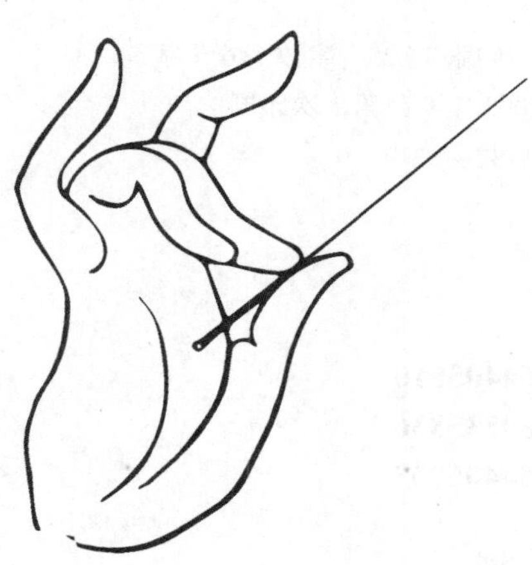

全国百佳图书出版单位
中国中医药出版社
·北　京·

图书在版编目（CIP）数据

针海探幽：贺氏三通通经络、薄氏腹针调脏腑 / 杨光编著 . —北京：中国中医药出版社，2023.9

（北京针灸英才丛书）

ISBN 978-7-5132-8213-0

Ⅰ . ①针…　Ⅱ . ①杨…　Ⅲ . ①火针疗法　Ⅳ . ① R245.31

中国国家版本馆 CIP 数据核字（2023）第 101563 号

中国中医药出版社出版

北京经济技术开发区科创十三街 31 号院二区 8 号楼

邮政编码　100176

传真　010-64405721

河北联合印务有限公司印刷

各地新华书店经销

开本 710×1000　1/16　印张 11.25　字数 176 千字

2023 年 9 月第 1 版　2023 年 9 月第 1 次印刷

书号　ISBN 978 - 7 - 5132 - 8213 - 0

定价　49.00 元

网址　www.cptcm.com

服务热线　010-64405510

购书热线　010-89535836

维权打假　010-64405753

微信服务号　zgzyycbs

微商城网址　https://kdt.im/LIdUGr

官方微博　http://e.weibo.com/cptcm

天猫旗舰店网址　https://zgzyycbs.tmall.com

如有印装质量问题请与本社出版部联系（010-64405510）

内容简介

本书共分四章：①针路历程，为作者学医成才及行医历程之回顾。②谈针论道，是作者对一些针灸理论的探讨，涉及针灸的疗效、刺法量学、针灸心理学、火针疗法及三通法的认识和理解。③临床医话，对一些临床敏感话题如中医与巫术的区别、针灸治病的机理、灸法可否治疗热证、针灸减肥的机理等做出解答，还介绍了一些疾病的治疗经验和体会，涉及面较广。④医案精选，选择46个疾病50余个案例，涵盖内、妇、外、五官、骨伤科，介绍了针刺治疗经过并附有按语。本书介绍了一位北京优秀名中医成长与成才的过程，作为北京地区针灸门诊量极大的医生，其针灸理念和临床经验，值得广大针灸工作者、特别是年轻医生学习和借鉴。

《北京针灸英才丛书》编委会

丛书序言

有着800年建都历史的北京，以其特殊的历史地位和厚重的文化积淀造就了众多针灸名家。王乐亭、胡荫培、高凤桐、叶清心、杨甲三、程莘农、贺普仁、田从豁……这些德高望重的前辈，成为北京近现代针灸学术的代表人物，他们的学术思想和精湛医术推动了北京地区针灸事业的发展，在北京地区针灸史上留下了浓墨重彩的一笔。随着老一辈针灸人的逝去，北京针灸界能否延续昔日的辉煌，针灸疗法能否在现代科技日新月异、医疗方法不断推陈出新的形势下继续保持自己的优势，占据新的制高点，成为摆在北京针灸界面前的一道必答题。

可喜的是，在北京针灸学会的大旗下，聚集着一批意志坚定、目标明确、胸怀大志、勇于创新的中坚力量，他们学历高、有传承、懂科研、善临床，怀承上启下之使命，持一丝不苟之态度，秉敢打硬仗之作风，肩负着医疗、科研、教学及管理的多重任务，在继承创新、开拓进取的考试中交出了一份份较为满意的答卷。他们是首都针灸界新的中流砥柱，是北京针灸学术发展的推动力量。近年来，北京针灸学会在继承创新上做了大量的工作，继组织编写了总结老一辈针灸人的学术思想和临床经验的《北京针灸名家丛书》之后，又组织编写介绍北京针灸中坚力量的《北京针灸英才丛书》，通过这些杰出英才的成才历程、学术思想、临证心得及诊疗经验，可以窥见他们的德、道、法、术、技之一斑，对于针灸人才的培养、针灸队伍的建设起到了引领示范作用，同时也可向全国针灸同人展示北京针灸界的学术水平和人才现状，令人欣慰。

本套丛书的每一册都独具特色，说明各位作者不仅有扎实的理论基础，还有着独特的学术风格，这也反映出北京针灸学术的海纳百川、包容并蓄和推陈出新。希望在本套丛书的引领启发下，北京针灸界涌现出更多的“英才”“优才”，这对于北京针灸界乃至整个中医界都是一件大好事，对于中医药更好地为广大人民群众的健康服务，为社会主义建设服务，对于早日建成小康社会大有裨益。

北京市中医管理局局长

北京中医药学会会长

2023 年 6 月 13 日

丛书前言

2010年，北京针灸学会的针灸名家学术经验继承工作委员会成立了《北京针灸名家丛书》编委会，旨在通过发掘整理老一代针灸名家的学术思想和临床技艺，展示他们的学术价值和影响力，从而推动北京地区乃至全国针灸学术的发展。经过多年的努力，这套丛书已经出版了近20册，取得了良好的社会效益。

鉴于该套丛书的成功，2019年9月，北京针灸学会和中国中医药出版社准备合作再推出一套《北京针灸英才丛书》。策划这套丛书立足于展示北京针灸界中坚力量的临证精华，以反映当今北京针灸的发展现状，推动北京针灸学术水平的提高和针灸事业的发展，并与《北京针灸名家丛书》形成前后呼应，以反映北京针灸临床的传承创新。本套丛书既是个人学术水平和临床诊疗能力的体现，也具有一定的示范引领作用。

与《北京针灸名家丛书》相比，本套丛书有如下特点：第一，本套丛书各分册均由医家本人亲自撰写，这些医家都是其所在单位的学术带头人或医疗骨干，且均为研究生导师，具有较高的理论水平和写作能力，能全面准确地阐述自己的学术观点和临床思路。第二，本套丛书的医家不仅具备较为扎实的传统医学功底，还具有一定的西医学理论知识，掌握一定的现代科技手段，因此本丛书的内容包含大量体现西医学知识和技术的创新观点及技术，更能体现时代特点。第三，由于本丛书医家大都学有师承，许多人是针灸名家的弟子，因此具有承上启下的优势。这使得本丛书不仅能够反映老一辈针灸名家的学术思想，而且有作者自己的心得体会，这对于北京针灸学术的传承和发展大有裨益。

北京的针灸事业不断发展，人才队伍不断壮大，俊才翘楚不断涌现，这也注定了本套丛书的编写非一日之力。我们在北京针灸学会的领导下，本着认真负责的态度，为入选的每位医家做好服务，保证将他们的学术思想和临床经验全面详细地展示出来，为北京针灸的发展贡献一份力量。

丛书编委会

2023 年 2 月 16 日

薄　序

不经意间，已到古稀之年。遥想1996年，本愚雄心壮志，到北京“布道”腹针疗法，落脚处是在当时的宣武区上斜街，成立了“北京市宣武区老年病医院腹针脑病科”。当时听说北京市宣武中医医院有一“闪光的神针”——杨光大夫，欲相见，后听说杨大夫参加援非医疗队了，作罢。2003年，在张家界针灸学术交流会上，终于与杨光主任见面，相谈甚欢。其以独到的眼光看到了腹针疗法的价值，后拜余为师。杨光主任不仅针灸功底扎实，而且文史哲知识也颇为丰富，与我能在较高层次上深谈，遂引为知己，让其在腹针学会担任重要职务。

腹针疗法自1972年起，经近50年的不断探索，形成了完整的理论体系和标准化的治疗方法。依据“经络是运行气血的通道”，把人体经络的形成追溯到胚胎期，脐（神阙）通向全身运行气血的通道在人降生之前即已形成，这些通道便是经络系统。基于上述思考，腹针理论认为：人之先天，从无形的精气到胚胎的形成，完全依赖于神阙系统。因此，神阙系统是形成于胚胎期的人体调控系统，是人体最早的调控系统和经络系统的母系统，具有向全身输布气血的功能和对机体宏观调控的作用。由于腹部解剖结构上的特点，在神阙系统形成的过程中逐渐分离为两个截然不同的调节系统：一个位于腹壁的浅层对全身的功能起着调控作用，通常把它称作外周系统；另一个位于腹壁深层对内脏的功能起着调节作用，也称作内脏系统。这两个系统互为影响，对全身起着调控作用。本人认为在脏腑经络的关系上，脏腑更为根本，因此治疗上强调首先从脏腑功能入手，再调整经络气血，从而达到治好具体疾病的目的。

杨光主任善于运用腹针疗法调整脏腑功能，结合贺普仁教授的三通法疏通经络气血，在临床上取得了极好的效果，诊室爆棚是不难想象的。今喜读杨主任的总结性著作，文笔流畅、内容丰富，兼有多维度的思考与探索，作为腹针掌门人，为有这样的弟子甚感自豪，故乐为之序！

薄智云

2023 年 3 月

自 序

岁月匆匆，转眼已到花甲，到了可以总结自己临床经验的年龄了，正好赶上北京针灸学会组织编写“北京针灸英才丛书”，于是撰写此书。回想自己的从医经历，不胜感慨。中学期间我数学、物理、语文成绩较好，对物理尤感兴趣，志向是当一名物理学家，不意高考失利，转而学习了中医。由于在中学期间已经养成了严密的逻辑思维习惯，刚接触中医理论时是十分抵触的，认为中医不科学，与现今反中医人士的想法类似。但随着知识面的开阔，并看到了中医的确切疗效，我逐渐认识到了中医理论深层次的科学性。特别是在临床见习时期，我亲手用针灸治好了不少病人，其中不乏立竿见影者，深深叹服古人的智慧，从此立志从事针灸事业。

在研究生期间，我有幸遇到了不少一流针灸大家。如第一年在哈尔滨受教于张缙教授，研究生开题、答辩的老师是贺普仁、程莘农、杨甲三、姜揖君等，导师是王德深、王雪苔，师兄是黄龙祥等。研究生期间，我受益于古籍藏书最为丰富的中国中医研究院（现中国中医科学院）图书馆，遍阅针灸古籍，同时学习现代针灸大家的临床经验，这些大大开阔了我的针灸视野，为今后的临床实践打下了坚实的基础。

本人在针灸临床上能取得一些成绩，主要有以下几方面原因：一是研究生期间打下的文献功底。二是符合《灵枢》对从事中医针灸者的基本要求。《灵枢·官能》曰:“语徐而安静，手巧而心审谛者，可使行针艾，理血气而调诸逆顺，察阴阳而兼诸方……不得其人，其功不成，其师无名。”本人大体符合这样的性格。三是得到了数位针灸大师的指教，特别是受益于国医大师贺普仁教授的理论、经验良多。研究生期间，本人研究整理清代针灸文献，由于贺老喜爱收集古代针灸文献，即与之交流和交换针灸古籍。后北京市中医管理局发起“125”人才培养工程，本人正式拜贺老为师，每周 2 次在其诊所跟诊。在此期间经常与贺老讨论针灸古籍文献，深得贺老心法，因此在编写纪念贺老行医70周年的总结性著作《普仁明堂示三通》时，本人负责编写理论部分。2003年，我在针灸学术交流会上遇腹针发明人薄智云教授，叹服其腹针理法，遂与之深交，拜之为师。贺老善于通经络，薄老重视调脏腑，两者配合，相得益彰。本人的临床疗效，也由之不断提高，诊室人满为患，日治百余人次成为常态，最多的时候甚至超过200人次。基于此，本人30余年巨量的临床实践是可以总结一下了。

贺普仁教授曾对我们讲过："大家都知道作诗的功夫在诗外，同样扎针的功夫也是在医外。医外之功包括两个方面，一个是读书，一个是练功。只有不断地读书学习充实自己，才能在临床中有所作为……"本人正是这样做的：一方面多读书，勤求古训，博采众方；另一方面注意锻炼身体，攀登高山，增强"医功"。成功属于不畏艰险，勇于攀登的人。书成之日为是序。

杨 光

2023年4月

目　录

第一章　针路历程

第二章　谈针论道

第三章　临床医话

第四章　医案精选

第一章 针路历程

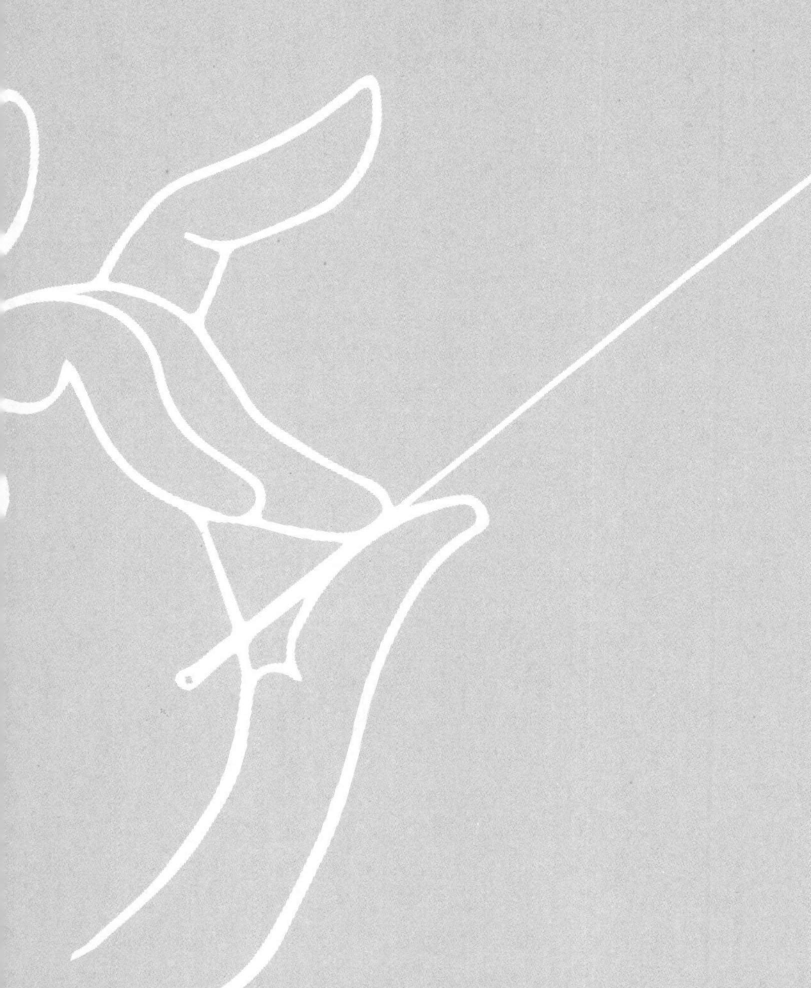

一、身体孱弱，与医结缘

我于1961年9月出生于江南水乡无锡市，当时父母在沈阳市工作，出生后不久随母去沈阳。父母忙于工作，无暇照顾我，便将我寄养在别人家中。时值三年国家经济困难时期，一般老百姓食不果腹，我家条件稍好，父亲每天不顾路远骑车将一点牛奶送至寄养家，本想让我补充些营养，不曾想却都给了寄养家的孩子，我只能喝玉米汤，因此严重营养不良，不得已，父母将我送回了无锡外婆家。

我小时候体弱多病，永远是周围同龄孩子中最瘦、体重最轻的一个。到了小学三四年级的时候开始跑步锻炼，身体由此强壮一些，经常带邻里的孩子们去不太远的锡惠公园登山、练拳等。我的老家在京杭大运河边上，我们长安桥小学是著名的游泳特长校，但父母不在身边，外婆不让学游泳，我只能偷偷自学。我的学习是没有家长管的，居然还学得不错，在小学曾任组长、副班长等职。

我中学是在无锡市第九中学上的，当时中学4年，没有初、高中之分，只是按中一、中二、中三、中四排下来。上中二时脑子开始开窍，学习成绩名列前茅，当时粉碎了“四人帮”，全社会开始重视知识，我由于学习成绩好，在差生那里也有人缘，因此被提升担任了班长。1977年恢复全国高考招生，但由于“文革”对教育事业的摧残，使得我们中学生的文化基础普遍薄弱，同学们参与高考的信心严重不足。校领导为了集中力量，突出重点，开始设立强化教育的“尖子班”，我有幸成为400多名同学中的理科尖子生。当时我对物理课最感兴趣，在无锡市举办的物理竞赛中获了奖。语文成绩也不错，数篇作文被选为范文。

在重点班各科老师无私奉献、辛勤教育下，我们“尖子班”在1978、1979年的两次高考中取得了出人意料的好成绩。1978年是中学改制之年，无锡市将中学4年制改成5年制，我们按原制是1978年毕业，故被允许参加

1978年的高考，由于成绩远远超过往届生，为了照顾往届高龄生，无锡市重新规定：除个别极高分者外，1978年没毕业的高中生即使过了高考录取线也不予录取。我由于1978年高考取得好成绩后骄傲自满，学习有所松懈，再加上身体状况差等原因，1979年高考成绩不理想，没能过重点线，当物理学家的梦想破灭了。考虑到自己体质差，又由于对中草药的兴趣浓厚，便决定学中医，于是进入了当时的南京中医学院中医系。

二、认识中医，试手针灸

南京中医学院前身是江苏省中医进修学校，汇集了江苏大部分名医，师资力量雄厚，为国家培养了大批优秀中医人才。北京中医学院组建时，曾从江苏省中医进修学校调进不少优秀师资，如首批30名国医大师中的程莘农、王绵之、颜正华等均出自江苏省中医进修学校。南京中医学院1979级中医系有120名学生，男女比例相近，分成4个班，两个班在一个大教室上课，七八个人一个小宿舍。我对中医的第一印象是“中医不科学”。当时觉得阴阳学说倒是类似辩证法，但五行学说太牵强附会，循环往复，怎么说都有理，不能被证伪，因而不是科学的东西。中医的许多概念含糊不清，一个概念既有狭义、又有广义，一个概念有时有几种说法，概念之间又有交叉。而阴阳五行和这些中医概念又构成了中医理论的基石，对习惯于严谨的西方数理逻辑思维的我来说，中医理论一时很难接受。

中学数理成绩优秀的我，崇拜的是牛顿、爱因斯坦等西方科学家，踏入了中医的大门，却看到中医是这个样子，当时很后悔，真想第二年再考一次，就这样在痛苦犹豫中徘徊了大半年。

让我对中医重新认识的是，中医确实能治病，特别是眼看一些西医治不好的病症被中医中药救了过来，这些事实让我深思。学哲学时接触黑格尔的“存在即是合理”这一命题，这句话应该这样理解：凡是存在的事物一定有其存在的理由，中医的存在也一定有其存在的理由。实用主义哲学的命题是“有用即真理”，我的积极理解是“有用必含真理”，中医是很有用的，它一定含有真理，即含有科学性。认为中医理论是伪科学的人主要是没弄懂中医理论的核心思想和诊治疾病的范式，被阴阳五行的概念所迷惑，对“天人合一”的简单类比嗤之以鼻。我逐渐认识到：阴阳学说就是朴素的辩证法，它指导的医学在大方向上把握了生命与疾病的本质。阴阳学说不仅是中医的哲学指导思想，它还能深入具体的中医概念中。五行学说在中医的表述：首先，人是一个有机的整体，各器官之间是相互依赖、相互制约的；其次，五行学说是作为构建五脏为中心的藏象学说的脚手架；再次，五行学说是积淀、归纳医疗经验的网格；最后，五行学说是中医的说理工具。

对中医的认识正确了，我学中医的兴趣也就大大提高了，能心情愉悦地学习中医知识。但开始也片面地认为，中医主要应该在临床中学习，因此上中医课时并不认真听讲，下课后也不复习，考试时突击一下，所以考试成绩不是太好。课余时间主要看文史哲、科技史方面的书籍，这使得自己的眼界大为开阔。

大学三年级，我们进入为期三个半月的临床见习阶段，我们一组学生被分到南京市中医院。给我印象最深的是在针灸科见习，带我们的老师是两位年轻医生。见习的第 2 天他们就让我接诊，自行针灸，我感到很突然，就对老师说针灸还很不熟悉，老师鼓励说：你们都是大学生（老师是中专生），学得多，针灸没事，你们自己看病操作，不懂再问。于是就这样赶鸭子上架，正儿八经看起病来。第一个病例是肩臂痛，开始我是一头雾水，不知选什么穴位，后来突然脑中灵光一现，想起《胜玉歌》有一句是“两手酸疼难执物，曲池合谷共肩髃”，于是我就不管什么诊断，直接针刺曲池、合谷、肩髃三穴。虽然按古人说的穴位治疗了，但不知效果如何，心中惴惴不安。次日患者复诊，告知病痛大减，顿时自己信心暴增。由此独立看病针灸，不明白的地方先翻书，再不明白才问老师。新患者全部由我来诊治。我又另外借了针灸参考书，学习一些教科书上没有的方法，如神经刺激疗法、手足同名经对应取穴法等，时常和对面诊室的同学讨论、“研究”针法。不久居然有了不少患者粉丝，我看到了针灸的魔力，从此立志将来要以针灸为业。

1984 年，大学第五年为临床实习阶段，我在无锡市中医院实习，跟师江南针灸名家杜晓山、周云鹏，获益良多。此时我已决定考针灸研究生，那时招收研究生很少，难度很大；我给自己又增加了一个难度，就是外语选用英语。因为我们大学学的是日语，我觉得日语无大用，故逼迫自己学英语，即使考不上研究生，把英语学会了也不错。结果第一次没考上，而好友府强同学考上了天津中医学院的针灸研究生。

20 世纪 80 年代初大学生毕业后都是国家分配工作，当时苏北的经济条件不如苏南好，而苏南的学生大大多于苏北，因此需要一部分苏南的学生支援苏北，大家特别是毕业生家长对分配工作很是担忧，我却对此毫不在意。1984 年我被分配到位于苏北的徐州市中医院，根据志愿等因素被分在针灸科。之所以当初对毕业分配毫不在意，是因为我已决心考北京的研究生了。1965 年，我曾随太姥姥去过北京，对北京天安门城楼的印象特别深刻，心甚向往之。徐州市中医院针灸科门诊和病房的患者都很多，我在病房一个人管 10 余个患者，工作繁忙，在住院医师的岗位上得到了很好的中西医训练，业余时间都用来备考研究生。

三、研究文献，学习各家

1985 年 8 月，我如愿以偿考入了当时的中国中医研究院，后来改称为中国中医科学院。我们针灸研究生班当时是为北京针灸学院准备师资的，因此有十几个人都学针灸。入学第一年，我们在黑龙江省祖国医药研究所上基础课，国医大师张缙教授是我们的主讲老师。第二年分配导师，我成了中国中医研究院针灸研究所王德深研究员的硕士研究生，主要从事古代针灸文献的整理研究工作，协助老师编写《穴位通鉴》、《中国针灸文献提要》。我的研究生课题是“清代针灸文献概论”，有幸的是，我的开题、毕业答辩请的都是大师级专家，国医大师贺普仁为组长，成员有国医大师程莘农、针灸大师杨甲三教授、医史文献专家李经纬研究员。贺普仁教授虽然是临床大师，但对古代针灸文献有极大的嗜好，他正在收集针灸古代文献，为编撰大型针灸丛书《中华针灸宝库》做准备，因此贺普仁教授委托我收集他所没有的针灸古籍。我为了整理清代针灸文献，跑遍了全国主要图书馆，搜集到若干针灸孤本，复印了数本送给贺老，贺老也还赠数本复印的孤本给我，从此与贺老建立了深厚的情谊。

我选择文献专业主要是为了有时间、有机会多看书。在研究生期间，我反复学习了国内一些著名针灸专家的理论和经验，如于书庄的“临证五明为先，施针得气为要”，马石铭的“浅刺多捻针法”，王品山的“经络反应点的辨证运用”，石学敏的“醒脑开窍法”，田从豁的穴位贴敷，师怀堂的新九针，吕景山的对穴配伍，阎润茗的交叉配穴，李志明的灸法，杨介宾的刺血法，杨甲三的配伍、手法，陈子富的经络切诊，郑魁山的“八法”与手法，姜揖君的八脉交会辨证法，徐斌的“闪电穴”，郭效宗的“针刺有效点”，奚永江的擅取任督等。针灸文献与现代针灸临床大家的经验，为我日后的临床工作打下了坚实的基础。

四、落户北京，神针闪光

1988 年研究生毕业后，经当时的中国中医研究院研究生部主任王琦老师介绍，我来到北京市宣武区中医医院（2011 年改为“北京市宣武中医医院”），在针灸科开始了独立的门诊工作。该医院有悠久的历史，曾多次易名，前身是百年前清政府建立的内城官医院、外城官医院，中华人民共和国成立后改为北京市第一医院，“文革”中北京市为了落实毛主席“6・26”指示，北京市第一医院整体迁往甘肃，在原址组建了宣武区中医医院。“文革”后北京市第一医院的部分西医老专家陆续回到宣武区中医医院，但北京市第一医院的名号至今未恢复。宣武区中医医院曾有 4 位国家级名老中医，因此当时的宣武区中医医院中西医力量都比较强，是首批全国示范中医院。

初落北京，没有住房，白天在针灸诊室看病，晚上就住在诊室，这是真正的以院为家。一年后，单位分配了一间 9.7m^2 的小屋，我开始蜗居在京城，算是安家落户了。由于我工作努力，1991 年被北京市中医管理局评为“优秀中青年中医师”，1992 年被评为“北京市优秀青年知识分子”“宣武区首届十大青年拔尖人才”，获得了“闪光的神针”的称号，事迹刊登在《北京日报》头版。

这期间针灸科成立了病房，我主要在病房工作，担任病房二线、病房组长。开始针灸科病房的病源不足，中医内科病房收治的一些脑血管疾病患者如果在治疗上比较棘手，他们不愿意治疗的就转到针灸科，其中有不少危重难治患者，虽然治疗比较麻烦，但这也锻炼了我运用中西医结合疗法处理危重患者的能力。例如有一位急性大面积脑梗死的老年患者，在入院后第二天突然不明原因大量尿血，随后血压下降，出现早期休克表现。急请西医主任会诊，予以抗休克输液治疗，但对尿血症状无法处理，担心用止血药加重脑梗死，西医主任认为该患者预后极差。我们用既能止血又能活血的三七粉鼻饲，控制了尿血症状，但血压一时无法提升，只好依赖西药升压药维持。后来采用针灸并用之法，加之参麦、参附注射液静脉点滴，逐步减撤了西药。经过 9 天的日夜抢救，终于使患者转危为安，最后此患者竟能步行出院！

五、援非重任，不畏艰辛

1998 年初，我报名参加了北京市组建的援助几内亚共和国第 16 批医疗队，突击培训了半年的法语，于 1998 年 7 月来到非洲几内亚共和国，被分配在拉贝大区医院针灸科工作。拉贝医疗点不配备翻译和厨师（首都医疗点都有），我们的工作、生活条件极其艰苦，针灸科的患者很多，我除了负责针灸科的工作外，还负责医疗点的药品和现金管理。因此我成了全医疗队最忙的人，经常要下午一二点才能吃上午饭。

医疗队驻地蚊子、蟑螂、老鼠肆虐。蚊子传播疟疾，医疗队员很难幸免，由于我严防死守，成为全队 14 名队员中少数几个没有患上疟疾的。我们的厨房兼饭厅，大大小小的蟑螂神出鬼没，晚上只要一开灯，就能看见硕大而破旧的餐桌上布满蟑螂，令人毛骨悚然，数次灭蟑行动无大效果。几内亚虽然很穷，但物价却是国内的 2 倍以上。为了节省经费，我们医疗点的邢大夫在一小块贫瘠的菜地里苦心经营，但成果大都被硕鼠吃掉了。我们驻地用水全靠井水，没有电视，更没有电脑、手机。一开始打电话到国内，每分钟要花掉 49 元人民币。直到我们援非工作快结束时才改善了房屋，装上了自来水，装上了能收看 2 个国内电视台的电视。

非洲的医疗条件极差，我曾见过一个小伙子因为扁桃体发炎失治而死亡。我也参加过小孩吞硬币卡在气管的抢救工作。像这类不算严重的疾病，在非洲由于救治不及时或无条件治疗时往往无力回天。

针灸科只有一个大屋子，诊疗床是一圈用水泥砌成的台子，昏暗的诊室只有一个窗户、一盏小灯，还经常停电，我因此而练就了“摸黑”针灸的本领。拉贝地区处于高原地带，早晚温差极大，因受寒而致的关节病很多，虽然当地针灸治疗很贵（院方收费），但由于针灸疗效好，患者还是越来越多。一个当地神经内科医生看到针灸的疗效后，经常来针灸科学习，两年后掌握了大部分针灸常用穴，并能说出中文穴名。由于医疗队肩负着外交使命，我们时常送医送药到当地政府官员府上，与总督、司令、省长建立了良好的关系。

在非洲两年，我锻炼了自己处理各种疾病的能力。由于工作出色，两年的援非任务将要结束时，拉贝医院院长热情挽留，希望我们再干一届。我们医疗队于 2000 年 8 月全体凯旋，受到北京市卫生局的集体表彰，援非事迹发表于当时的《北京青年晚报》。

六、大胆改革，走出困境

2001 年年初，我们医院开始实行中层干部竞聘上岗，在全科大多数同事的支持下，我成功竞聘为针灸科主任。当时针灸科面临较为严峻的局面，前一年针灸科病房被医院撤消，全科十几个大夫都安排在门诊看病，日门诊量只有几十个患者，月处置费万余元。赔钱的针灸科成了医院的包袱，大家人心浮动，有的人在设法离开针灸科。为了振兴针灸科，我采取了以下措施。

第一，狠抓业务，考核上岗。2001 年，针灸科进行了一场严格的业务闭卷考试，三位老主任和年轻大夫一起认真解答同一张考卷，场面令人感动。通过考试，各级医师都认识到了自己的不足，促进了科室学习风气的形成。

第二，参观先进，开阔视野。当时，科内的一些大夫思路狭窄，对针灸疗法信心不足。我联系到国内有名的针灸基地——天津中医学院第一附属医院参观学习，看到他们当时有 600 多张床的针灸病房，几十个针灸诊室，诸多针灸病种。这使大家眼界大开，增强了对针灸疗法的信心，参观后都觉得针灸事业大有可为。

第三，狠抓效益，提高动力。有信心还不够，还得有动力，动力来自经济效益。当时针灸的技术与价格已多年严重背离，针灸收费20年不变，扎一个人不管多少针都只收4元钱，看似惠民的低价政策，由于严重违背经济规律，导致人才大量外流或转行，在岗的针灸从业人员大都没有什么工作积极性，针灸低价政策造成了全国性的针灸事业萧条。经测算，我认为当时北京的针灸价格在每次30～40元应该较为合理，于是我们采用了多种针灸组合方式，不仅提高了收费标准，而且有助于提高疗效。收入的提高，激发了医生们的工作积极性和服务热情，患者也随之不断增加。

第四，增加压力，奖勤罚懒。对一些主动性不足的人来说，必须要有压力来促动，所谓“人无压力轻飘飘”，要给工作上不求上进的医生增加压力，给工作量大有积极性的予以各方面奖励。收入上要拉开档次，形成强烈反差。通过一系列的措施，针灸科形成了人人力争上游、不甘落后的局面。

第五，以身作则，改进服务。作为科室的带头人，不仅要严格管理，还要以身作则，在社会效益和经济效益两个方面起先锋模范作用，形成示范效应。我们这种中型医院，政府的扶持力度最弱，医疗设备和环境较差，要生存，就必须打服务牌。我热情为患者服务，处处替患者着想，如早上班、晚下班，或放弃午休，因而深受患者的欢迎，也促成了针灸科医生提前上班、热情服务等良好习惯的形成。

经过几年的努力，在国内针灸事业遭遇寒冬的时候，在宣武中医院的生存举步维艰的大环境中，在人员几乎减半的情况下，针灸科门诊量和业务收入却持续增长，处置费、门诊量跃居全院第一。2009年，针灸科1个月的医疗收入等于2000年时10个月的收入。是什么原因造成了这种巨变呢？是管理，管理出效益！

由于努力工作和领导们的关怀，2001年以后，我经常被评为宣武区精神文明标兵，2005年被评为宣武区十佳基层工作者，2006年被评为宣武区劳动模范，2007年被评为首都优秀医务工作者，2012年获首都劳动奖章，2015年被评为北京市先进工作者，享受省级劳模待遇。2016年被选为西城区中医传承工程指导老师，2018年被评为西城区“好人”，2020年被评为首都中医榜样人物，2021年被评为北京市优秀名中医。

七、交流学习，传道欧洲

2002 年 11 月到 2003 年 3 月，我受曾在本院工作过的同仁杨春贵先生邀请，到瑞典斯德哥尔摩开展针灸活动，一方面到瑞典斯德哥尔摩南方医院（Södersjukhuset）帮助训练助产师的针灸操作，另一方面帮助非科班出身的杨春贵开设针灸诊所。

南方医院是斯德哥尔摩三家主要市立医院之一，为瑞典著名的卡罗林斯卡学院（诺贝尔生理学或医学奖的评审机构）的教学医院。该院妇产部与北京妇产医院有长期的合作关系。护士长 Biggita 女士是针灸疗法的崇拜者和积极推广者——我称其为针灸传教士，她曾多次带团来北京参观、学习针灸疗法。北京妇产医院的温馨产房就是在她的介绍和推动下建立起来的。由于 Biggita 女士的热心推动，北京妇产医院特地保留了剖宫产针麻手术，以供外宾参观学习。

我看到南方医院的每个产房均有一幅产科常用针灸穴位图谱（此图由一越南裔针灸师所绘）。护士站有一个较大的针灸穴位模型人，图书室有数种针灸书籍，甚至还有一本线装的《经络图说》。大约有一半的助产师学过针灸，没有学过针灸的助产师、护士也表示今后要学习针灸，因为针灸疗法在妇产科已成为镇痛、助产的常规辅助方法。

有一个自然分娩中心附属于南方医院，该中心在产妇分娩过程中不用任何药物（如果遇到特殊情况非用药不可则转到南方医院，但这是非常罕见的），该中心把针刺疗法作为一种常用的处理手段。

看到针刺疗法如此广泛地在产科中运用，我很是感叹，在针灸的故乡——偌大的中国，有几个产科运用针灸方法呢？瑞典医院运用针灸方法，只有一个目的，那就是一切为了产妇。因针刺疗法能减少用药，从而减少药物的毒副作用。

瑞典人正逐步对中医、针灸感兴趣，但中医、针灸在瑞典尚未取得合法地位，从中国去的中医师、针灸师不被认为是正规医生，没有执业医师的资格，但可从事营利性保健工作。瑞典是高税收、高福利的国家，全民实行完全的公费医疗制度，但如果要做针灸、中药治疗则需自费，而且费用较高。政府指导价：针灸 1 次收费 350 克朗（当时 1 克朗约等于 0.93 元人民币），中药的价格大约是国内的 10 倍，营业税是 25%。与其他发达的欧美国家相比，瑞典的中药运用十分有限，首都还没有一家中药店。而以针灸为主或兼做针灸的私人诊所在斯德哥尔摩（人口 70 余万）竟有 100 多家，但 1 天超过 10 个患者的诊所寥寥无几。这主要是当地缺乏高水平的中医针灸师。当时大部分针灸师只学过几个月的针灸技术。据我观察，瑞典人对针刺的反应似乎比中国人好，所以尽管是针灸师水平一般也能吸引一部分患者。

由于瑞典人生性十分谨慎，加之瑞典的各种费用很是昂贵，因而新开一个诊所一般需 2 ～ 4 年才能盈利。一旦用疗效确立了威信，瑞典患者就会十分信赖这个诊所的医生。

瑞典的许多西医对针灸也表现出浓厚的兴趣，他们成立了一个以正规西医为主的针灸学会（当时的成员至少有 1300 人）。为了与中国的传统针灸相区别，他们将西化的针灸称为 MEDICAL ACUPUNCTURE（医学针灸）。他们对中医理论不感兴趣，只采用我们传统的穴位或其他刺激点。他们只承认经过严格临床科研证实的针灸疗效，对我国中医、针灸杂志所报道的临床疗效深表怀疑。

在瑞典，即使认为中医理论不科学的部分西医，也不得不承认中医针灸对某些疾病的疗效。我在南方医院碰到一位医生，她说中医理论与她所接受的西医教育差距甚远，因而是难以接受的，尽管她本来需要做手术的腰痛病被针灸治愈了。当时卡洛林斯卡医学院已开设了针灸课程，针灸、中药逐步被更多的瑞典人所接受。

2016 年 8 月，我随世界针灸学会联合会组织的“‘一带一路’中医针灸风采行”，再次来到瑞典，十几年过去了，瑞典的城市没有什么变化，唯一变化大的是，当年对针灸不是很在行的杨春贵先生已经升任瑞典针灸学术研究学会会长，开设了中医特色鲜明、古色古香的“杨氏中医诊所”，并组织针灸教学、培训和考试，其中有当地白人医务人员。我们在瑞典王宫参加了世界针灸学会联合会和瑞典针灸学术研究学会联合举办的“首届针灸学术研讨会”，我在会上介绍薄氏腹针疗法，同时担任世界针灸学会联合会在瑞典举行的国际针灸专业人员水平考试的考官。在挪威举行的针灸讲座上，我介绍了“针灸治疗肿瘤放化疗后副反应”的方法，参观了芬兰、丹麦。在这次北欧中医针灸风采行的活动中，我被聘为瑞典针灸学术研究学会名誉会长。

八、从师贺老，研习三通

我与国医大师贺普仁教授在 1986 年就相识了，当时他是我研究生论文开题专家小组的组长。他对针灸文献的收集整理非常上心，与我的专业相吻合。又因为贺老在琉璃厂附近的南柳巷住所与我在香炉营的小屋相距很近，所以我们接触比较多。2008 年左右，贺普仁教授着手主编《中华针灸宝库——贺普仁临床点评本》。贺老一生都在搜集针灸古籍，藏书极为丰富，被称为“中国针灸藏书第一人”，我曾整理过清代针灸文献，因此被贺老看中作为编写针灸宝库丛书的主要成员，为此贺老通过北京市中医管理局让我们医院每周给我一天时间参与贺老的编写工作。该书为北京市哲学社会科学“十一五”的重大项目，为针灸文献的系统整理做出了贡献。

2010 年为了纪念贺普仁教授行医 70 周年，成立了由贺老次女贺畅、黄龙祥研究员、盛丽和我组成的编写小组，系统整理贺普仁教授行医 70 年来的学术思想、临床经验。我负责编写学术思想、学术体系部分，为此经常跟贺老深入探讨某些理论问题，经一年左右的努力，终于完成了贺老最后的学术著作《普仁明堂示三通》。此后我着手编写《火针疗法》，火针疗法是我跟贺老学习的主要方法，在临床上受益匪浅并深有体会，于 2013 年年底完成作为“十二五”国家重点图书出版规划项目的《火针疗法》。

贺普仁教授通过几十年的针灸临床实践，在众多的针灸疗法中，对传统的毫针、火针、放血等疗法取其精华，推陈出新，根据“病多气滞”的理论，总结出了以毫针刺法为主的“微通法”、以火针疗法为主的“温通法”和以三棱针放血为主的“强通法”，这就是著名的“贺氏三通法”。2002 年我拜贺老为师，系统学习了“贺氏三通法”理论与技术，并运用在针灸临床实践中，多年的学习和体验使我对“贺氏三通法”有了较为深刻的认识和理解。

“贺氏三通法”理论，着眼于一个“通”字，认为“病多气滞，法用三通”。我认为：一个“通”字，表达了针灸疗法的特长和优势，因而学习三通法理论，实在是发挥针灸疗法优势的关键所在。针灸科所面临的病种，主要是肢体、体表的病痛，这些大都牵涉经络不畅、不通的问题，因此用“贺氏三通法”就有较好的疗效。贺普仁教授的主要贡献在于提出温通、强通的概念。微通，就是毫针刺法，一般针灸医生常用的方法，也往往局限在这个方法上，一般气机不畅、气机失调的病症可以用微通的方法取得较好疗效，但遇到气血痹阻的重症痼疾，微通法就显得力量不足了。《内经》云：“血气者，喜温而恶寒，寒则泣不能流，温则消而去之。”因此用火针和艾灸就能加强温通的力量。

温通法中，我对火针疗法体会最多。火针疗法最大的特点，是具有针刺和灸疗的双重作用。在操作上，火针只需稳准快捷，一般不需做补泻手法，故火针较毫针更为简便易行。由于火针刺激量大，因此不留针即可取得毫针长时间留针的效果，并且火针的治疗间隔较毫针为长，可节省患者往返就诊之苦。火针的主要缺点是疼痛较重，但只要术者手法熟练，病症、针具、进针部位选择适当，可以减轻火针的疼痛感，数次治疗后，绝大多数患者最终均能接受火针疗法。火针的适应证非常广泛。机体无邪时，火针可助阳扶正；机体有邪时，火针可散邪祛邪。古人说过：“凡属寒热虚实、病灶轻重远近，无所不宜。”因此我把火针运用到绝大多数患者身上，取得了很好的效果，具体可参见拙作《火针疗法》一书。

强通法，主要就是放血疗法，此法在《内经》里极受重视，其文 162 篇中，有 40 篇论及于此。按《内经》的观点，不论什么疾病，治疗的第一步就是要祛除血脉中的瘀血，即《素问·三部九候论》所说的“必先去其血脉而后调之，无问其病，以平为期”，就是说，通过刺血疏通脉络是各种疾病的基础治疗。《内经》的这个治疗原则往往被针灸医师所忽视，但我在临床上是有一定体会的。我认为刺血疗法在治疗瘀血证、血热证及各种疑难杂症中能提高疗效。凡瘀血证、血热证可首用刺血疗法，难治病及常见病针灸疗效不佳时也要考虑此法。刺血不是仅仅祛除体表络脉中的瘀血那么简单，还有许多其他治疗作用，如止痛、解毒、止痒、消肿、治麻、镇吐、止泻、醒神救急等。刺络放血的这些治疗作用都是基于中医经络和气血的理论，经络和气血是密不可分的，刺络可以调经，刺血可以调气。贺普仁教授提出“以血行气”“以血带气”的学说，将刺络放血法提升到其针灸三通法之重要一法——“强通法”。强通法就是通过灵巧的手法，适当的出血量，迫血外泄，强刺、快速，使邪随血出，祛瘀通闭，疏通脉络，使经气通畅，营血顺达，从而达到多方位的治疗功效。刺血，不仅是放出瘀血，同时也对血管壁进行刺激，而血管壁上有丰富的神经，有些还具有内分泌细胞，因此刺激血管也有调节神经内分泌的作用。

九、学习腹针，调理脏腑

2003 年，我与腹针发明人薄智云教授初次相识，第一次接触腹针疗法。腹针疗法是薄智云教授创立的一种特殊针法，他经过多年研究，提出了一个全新的概念——腹部先天经络系统。他认为：依据“经络是运行气血的通道”的含义，可以把人体经络的形成追溯到胚胎期。胎儿是通过脐带从母体汲取营养逐渐成形的，因此脐（神阙）通向全身运行气血的通道在先天即已形成，这些通道便是经络系统。基于上述观点，腹针理论认为：人之先天，从无形的精气到胚胎的形成，完全依赖于神阙系统。因此，神阙系统是形成于胚胎期的人体调控系统，是人体最早的调控系统和经络系统的母系统，具有向全身输布气血的功能与对机体宏观调控的作用。由于腹部解剖结构上的特点，在神阙系统形成的过程中逐渐分解为两个截然不同的调节系统：一个位于腹壁的浅层，对全身的功能起着调控作用，通常把它称作外周系统；一个位于腹壁的深层，对内脏的功能起着调节作用，也称作内脏系统。这两个系统互为影响，对全身起着调控作用。

薄智云教授依据八卦理论提出了八廓取穴法，即将腹部以神阙为中心分成大致相等的八个部位，每一廓的穴位都对所主脏腑有特定的治疗作用，并对内脏的平衡调节起着重要作用。腹针理论强调脏腑在人体的中心地位，认为脏腑是气血生化之源，经络只是运行气血的通道，只要气血足、经络畅，百病可愈。虽然腹针疗法也用腹壁的浅层来对应经络和患部，但它主要是以调整脏腑的功能来治疗全身疾病的一种方法。一般而言，腹针疗法的适应证为内因性疾病，即内伤性疾病或久病及里的慢性病、疑难病。我吸收了薄老的学术思想，在临床上注重运用腹针方法来调理脏腑，特别重视后天之本脾胃和先天之本肾气。

2005 年以后，我与薄智云教授关系日趋密切，薄老一路提携，使我从中国针灸学会腹针专业委员会的委员、常务委员，上升到副秘书长、副主任委员、秘书长。2007 年 11 月，世界中医药学会联合会组织一次到法国的针灸讲学活动，我和广安门医院的王寅主任为主讲，我介绍薄氏腹针疗法，王寅主任介绍芒针等特种针法，受到欧洲中医药专家联合会负责人朱勉生、王永州教授的热情接待。2017 年 7 月，我担任中国针灸学会腹针专业委员会副主任委员一职，协助薄老起草了“腹针传人收徒的基本要求”“腹针行业自律管理条例”等文件，此后参与筹备及主持腹针各种学术活动。如今我担任中国针灸学会腹针专业委员会和世界针灸学会联合会腹针传承委员会的秘书长。

十、极量运动，勇攀高峰

大学本科和研究生期间，我爱好广泛，业余时间主要在文史哲领域遨游。工作后，医疗、生活、学习与教学的压力都很大，没有多少业余时间，更没有时间从事业余活动。近年来，由于长期紧张工作，我身体各方面都出现了问题，头痛、失眠逐渐加重，“三高”也出现了，肚子也鼓起来了。为此我开始练歌、唱歌，作为放松的方法之一。2018 年发现血糖升高后，我开始加强体育锻炼，抛弃“适量运动”的理念，而是采用“极量运动”方式，即每次运动力求筋疲力尽，以便最大限度地打开自己的运动空间、体能空间。子曰“力不足者，中道而废”，此之谓也！因为工作忙，平时没有时间，我只能集中在周末进行户外活动，结果发现登山后，一侧有问题的膝盖反而变得比以前更好一点了，这一点让大家不相信或不能理解。登山不毁膝盖，是因为我每次登山后发现膝盖哪儿有问题就采用自我针灸治疗和其他辅助治疗，同时运用登山杖和护膝，注意运动方式。结果山越登越高，北京附近 2km 以上的高山我都成功登顶了。北京周边的“十条风险线路”等高风险徒步线路都穿越了，“长城三险”等险峻的“野长城”基本爬过了。2019 年“五一”

节登上了 3771m 高的秦岭主峰——太白山拔仙台，12 月 31 日临近花甲之年，我在徒步攀登邛崃山脉的雪山——四姑娘山二峰时到达海拔 5170m 高度，因时间限制，差 106m 未能登顶。目前我主要是参加以年轻人为主的户外俱乐部进行户外徒步。因此深刻体会到：很多人认为不可能做或难做的事情，只要坚忍不拔，都可以实现，正所谓："世上无难事，只要肯登攀！"极量运动不仅使我的血糖、血压都恢复到正常水平，而且可以增强贺普仁教授所说的针灸"医功"，下针治病有如神助。

第二章

谈针论道

一、论创建现代针灸学科治疗理论的关键

目前针灸临床医师普遍认为，针灸教材所阐述的针灸治疗理论对临床实践缺乏有效的指导，用教材中论述的方法治病往往不能取得满意的疗效。大家也逐渐认识到其原因，现有的针灸教材主要是套用内科方药的辨证论治体系，不能很好地体现针灸疗法自身的特性，因而不能发挥出针灸治病的特长。由此，许多学者提出要“创建针灸学科自身特色的辨证理论体系”，对此，笔者有不同的看法，认为现代针灸治疗学理论不应该是“辨证理论体系”，而是一种概括辨病、辨经、辨证的综合体系。

“辨证”一词，并不能很好地体现针灸治疗的特点。其实，辨证只是针灸治疗的前提之一，辨病和辨经同样是针灸治疗的重要前提。为了强调辨经的重要性，这里把辨证和辨经作为并立对等的概念（广义的辨证也可包括辨经络，而实际上当代内科方药的辨证论治体系很少有辨经络内容）。

1. 针灸治病的特点

在讨论之前，我们首先要看看针灸治疗的特点是什么?

针灸治疗的特点就是有很强的针对性，它可以直达病所。大家知道，针灸治疗不是局部取穴就是远道取穴。局部取穴是直达病所。远道取穴一般要循经，根据“经络所过，主治所及”的原则，选取通过病灶经络上的相关穴位，然后运用手法使“气至病所”，从而达到治疗目的。因此，针灸治疗，无论取穴的部位在何处，指向都是针对病所或病灶。从临床实践看，凡是有明确病灶的疾病，除了恶性病变，针灸疗效一般都较好，甚至是立竿见影的。

显而易见，针灸治疗的第一步就是认清病所，认清病所就是辨病的主要内容。

病的概念有中西医之别。中医用整体论的方法来认识疾病，认为疾病是

人体阴阳失调的某个局部表现，治疗上着重调整人体内部，以及人体与周围环境的各种失调，只要这些失调的关系调整好了，具体疾病自然就会消失，因此中医对具体疾病的认识往往不求甚解。中医大都以某个典型症状为病名，如胃痛、咳嗽等，因而中医的一个病名常常包括了西医的几种病。而西医则用还原论的方法来认识疾病，任何疾病都要落实到微观病理，对病灶的探查细致入微，对疾病所导致的微观变化认识较为深刻，对疾病的诊断力求客观证据。但就某个具体疾病而言，中西医的认识应该是基本一致的，因为具体疾病是一个客观存在，它不会因不同知识体系的认识而发生变化。如中医的哮喘和西药的哮喘都是指发作性呼吸障碍这个病，糖尿病虽然中医称为消渴，但基本所指是一致的。由于认识论上的差异，由于客观条件的限制，毋庸讳言，中医对具体疾病的客观属性和变化规律的认识不及西医学，我们没有必要为了保持中医的特色而非要在具体疾病的概念上再强调或区别中西医的不同，而应直接采用西医对具体疾病认识的全部成果。因此，针灸的辨病主要应该是辨西医之病，针灸学应该充分利用西医学的知识和检查手段。

举例来说，“头痛”是中医的一个病名，对于中医来说，并不一定需要搞清楚到底是什么疾病引起的，而只要分清表里、寒热、虚实、痰瘀等证型，相应处方用药即可，起效一般较慢。针灸如果按中医内科的方法辨证，选几个常用穴如百会、风池、太阳等，再加几个辨证用穴，一般也有效果，但可能见效也较慢，与服药相比优势不大。但如果能弄清楚是鼻炎、鼻窦炎、颈椎病、青光眼、外伤等具体疾病引起的头痛，加几个针对病灶的穴位，那么疗效就会明显提高。又如颈椎病引起的上肢麻木、疼痛，带状疱疹引起的皮肤疼痛，取相应支配神经的夹脊穴，就可以提高疗效。所以，辨具体病对针灸来说是很重要的内容。

症状是疾病的表现，症状表现处往往是病灶的所在位置，所以似乎针灸治疗就是对症治疗。但我们要注意，有时症状表现处并非病灶的所在位置。如小腿某处的疼痛、麻木，有时并非小腿局部的病变，而是腰椎间盘突出压迫脊神经的一种表现；肩痛，也并不一定是肩局部的病变，有可能是心脏病甚至是肺癌的一种表现。临床上有患者因右侧腰腹部疼痛行针灸治疗，后确诊为腹主动脉瘤；有患者因左侧动眼神经麻痹接受针灸治疗，后发现为颅内动脉瘤；有因右侧胁肋部疼痛予针灸治疗，后确诊为胸椎管内肿瘤；有因腰痛予针灸治疗，后发现为癌症骨转移等。因此，若针灸仅仅是对症治疗，有可能没有效果，甚至延误病情。因此，我们要牢记，针灸治疗不仅仅是对症治疗，更重要的是对病治疗。西医学对疾病的具体认识，使我们能够借助现代诊断技术，将传统的针灸从以对症治疗为主，上升到以对病治疗为主。

2. 辨经论治的目的

辨经是什么意思呢？辨经，通常又叫作经络辨证，是针灸医生根据各经脉的循行部位及其异常变动时所发生的征象来确定与疾病相关的经脉，由于针灸治疗有“经脉所过，主治所及”的规律，所以选用相关经脉循行线上的腧穴来进行治疗。例如上述的头痛，可按疼痛的部位及通过经络诊察发现的异常现象来确定是太阳头痛，还是阳明头痛等类型，然后按经来选取一定的穴位，疗效就可以明显提高。再如牙痛，由于手阳明大肠经循行到下齿中，足阳明胃经循行到上齿中，因此，上牙痛多选用胃经的内庭穴，下牙痛多选用大肠经的合谷穴。如果牙痛同时伴有侧头部胆经腧穴的压痛反应，则中医学认为是胆经失调或有胆火窜入阳明经导致了牙痛，这时可取侧头部胆经穴，或足背上胆经的泻火穴侠溪等。若牙痛隐隐，牙齿松动，按太溪穴有压痛，这说明牙痛由肾经虚火上炎所致，可取肾经原穴太溪治疗。

为什么要辨经？辨经的主要目的是要选取远道的有效穴，此外，辨经也有助于脏腑辨证。运用辨经施治首先要明确病灶所在（也就是说要在辨病的基础上进行），其次熟悉经过病灶或病灶周围的经络、经筋、经别等，然后在相关经脉上运用“审、切、循、扪、按”的方法，对经脉循行经过的部位进行检查。这种经络诊察的方法早在《内经》时代就有较多的论述。如《灵枢·刺节真邪》云：“凡用针者，必先察其经络之虚实，切而循之，按而弹之，视其应动者，乃后取而下之。”《灵枢·经水》曰：“审、切、循、扪、按，视其寒温盛衰而调之，是谓因适而为之真也。”一般的检查内容包括异常的感觉反应，皮肤色泽的变化，局部的凹陷、凸起、肿胀和温度改变，皮下的结节、条索状物，血络的异常，脉动的异常等。这些异常变化反映了经络病变，是临床针灸选经、选穴的主要依据。对没有具体病灶的疾病，经络诊察显得尤为重要，只有在病经上选取穴位，针灸针对性强的特长才能得到发挥。由于与病灶联系的经络或病变的经络往往有多条，且经络之间有广泛联系，如果不认真辨经，选穴时就会比较盲目、随意，反映到针灸教材上，就是不同的针灸教材对于同一种疾病针灸治疗的选穴有较大差异。

《灵枢·经脉》所载的“是动则病”“所生病”是古人观察到的经脉病候，对辨经施治有一定的参考价值。运用现代技术进行经络、耳穴电测定，探测经络、腧穴皮肤导电量或电位、电阻值的变化，也有助于辨经施治。总之，辨经施治是针灸治疗的主要特色，也是现代针灸教材中缺失的薄弱环节。

通过辨病、辨经，一般就可以确定针灸治疗的主穴，即使不再辨证，针灸治疗也可以取得一定的疗效，这是临床上许多针灸医生的体会。这也是国外许多针灸师不懂中医辨证施治，照样可以用针灸疗法治病的道理所在。但若使用中药治病，不根据中医辨证施治的原则，疗效一般不会高于西药，副作用也会明显增多，这就是中药疗法和针灸疗法的一个重大区别。

3. 辨证施治的意义

如上所述，是不是辨证对针灸来说是可有可无的呢？不是！辨证也是针灸疗法的重要内容，至少可以提高针灸的疗效。如辨虚实，可以确定针灸的补泻手法，对选穴也有一定的意义，众所周知，某些穴位如气海、关元、足三里等对纠正人体的虚弱状态是有明显益处的。辨寒热，可以确定不同的针灸方法，如寒证用灸、用火针，热证用刺血的方法等。运用脏腑辨证的方法选取相应经脉上的穴位，在针灸临床上我们一般作为配穴使用，这种配穴有助于提高针灸疗效，有助于保持疗效。我们在临床上可以看到，一些简单学习了针灸疗法后行医的人，只满足于某穴治疗某病或某法治疗某病，疗效往往时好时坏，或疗效不能持久，不如有深厚中医理论素养的针灸师，这就是有没有贯彻辨证施治精神的差别。

辨证施治的要旨：通过整体调理人体的功能状态来达到治疗疾病的目的，这与中医整体论的疾病观是一致的。由于大部分疾病是整体功能失调所导致的局部表现，因此辨证施治具有广泛的适应性。对多因素导致的疾病、对涉及多系统的疾病、对慢性虚弱性疾病、对整体功能失调的疾病，辨证施治都具有很高的临床价值，是中医治病的优势所在。但对于并非整体功能失调所导致的疾病，如外伤、劳损、中毒等，辨证施治就显得苍白无力了。临床上也有不少病症，患者的整体功能并无多大异常，运用中医内科的辨证方法，往往无证可辨，这时如果仅用辨证施治，往往无从下手。而对于针灸治疗来说，不管何种病症，都会有表现在人体某部的症状，都可以针对症状局部进行直接治疗，也可以根据经络理论在远隔部位施治。

综上所述，辨病、辨经、辨证是针灸治疗的三个重要前提，明确三者各自的价值是建立针灸治疗理论的关键，对于提高针灸临床疗效具有重要意义，因此，将现代针灸治疗理论概称为有针灸特色的“辨证理论体系”是不合适的。一般来说，辨病，主要是明确病位所在，是针灸治疗的基础；辨经，主要包括经络诊察，是针灸治疗的特点，大部分疾病的治疗需要辨经，但在某些以局部治疗为主的情况下则可以不辨经；辨证是中医的特色，若在针灸治疗中难以辨证则不必辨证，但若是整体功能失调所导致的疾病，则一定要辨证，同时要辨经。一个高水准的针灸师，必须将辨病、辨经、辨证三者结合运用，否则疗效必然受到影响。

[此文发表于《中国针灸》，2013（10）：935-937.]

二、谈谈提高针灸疗效的思路

1. 经络辨证不可或缺

中医内科治疗以脏腑辨证为中心，而针灸治疗则应以经络为中心。如头痛一病，根据疼痛的部位和经络循行线路的不同，可分为少阳头痛、阳明头痛、太阳头痛、厥阴头痛，由此选用相应经脉的远端和局部腧穴治疗方能取得较好的疗效。又如牙痛，由于足阳明胃经、手阳明大肠经分别入上、下齿中，故牙痛多选用手足阳明经穴。以上为一般针灸医师所知晓。但仅满足于根据患者的主诉做出经络辨证是不够的。经络辨证另一个重要的方面（往往被忽视的一面）是进行经络腧穴切诊，试举于书庄主任所治牙痛一案以资说明：

冯某，女，32岁。1975年9月16日初诊。左牙痛1个月，每遇冷热或酸甜物引起牙痛发作，尤以夜间为甚，初痛时针刺下关、颊车、合谷，或服止痛片均能止痛，近两天臼齿跳痛难忍，频含冷水以期减轻疼痛，自服止痛片无效，故来就诊。舌苔黄，脉滑数。始针合谷、颊车，运针 10 分钟，牙痛未止。继而按压经穴肩井、完骨、浮白、天冲、曲鬓，均有压痛，尤以浮白、完骨明显，皆少阳经穴，乃辨证为少阳风火。针左肩井穴，运针 10 分钟，牙痛缓解片刻，继而针浮白、完骨（左），得气后即留针，牙痛立止。巩固治疗 5 次，10 日后随访，牙痛未作。（出自《当代中国针灸临证精要》，以下简称《精要》）

由此看来，此例牙痛是因少阳风火窜入阳明所致。如果不做深入细致的经络诊查，仅满足一般经络循行的常识，对于以上一类病症，就难以察知原发病经，使针灸治疗变成“隔靴搔痒”。针灸治病同中药治病一样，所遵循的也是四诊八纲、辨证施治。但有人套用内科的脏腑辨证等方法，然后根据脏腑和经脉的关系选取一些常用腧穴进行治疗。毋庸讳言，这种方法是能够治愈一些病例的，然而对另一些病例，特别是痼疾，这样做并不灵验。检查一下，辨证无误，选穴也符合原则，但就是疗效不满意。这是为什么呢？一个重要的原因是没有认真细致地进行经络腧穴诊察，忽视了针灸学的经络辨证，选穴缺乏针对性。下面一个病案很有意义：

纪某，女，70 岁。初诊日期：1983 年 6 月 8 日。腹泻 10 个月。患者 1982 年 8 月初患痢疾，曾用黄连素等药物治疗无效，遂转中医治疗。

服中药数十剂仍未愈，改用补益资生丸，始好转，但遗有五更泻。1983 年 4 月因外感致腹痛腹泻，服温补止泻之药近 50 剂，腹痛减而腹泻不除，遂就诊于王居易。刻诊：晨 6 时必急起入厕而泻，腹痛，心烦不宁，不欲食，夜眠不实，舌暗苔白，脉弦而细。经络诊察：足太阴经、足少阴经均无变动反应，手阳明经的曲池、手三里，足阳明经的足三里、上巨虚，任脉的中脘均有压痛反应。辨证：病候分析似为脾肾阳虚之腹泻，经络诊察却发现阳明经变动。追问病史，知晨起如厕正当卯时，为手阳明大肠经之时辰，泄泻时有肛门坠胀之感，脉有弦象，况前医用温补之剂鲜获效果，得知病虽久而未入阴，斯证当属阳明蕴热，痢久伤气。立法：清宣阳明，补中举陷，选阳明经、任脉。取穴：手三里、足三里、建里。经针 1 次，翌日未再作泻，夜卧眠安，心烦已除。隔日针治 1 次，共针 7 次，诸症皆失。追访 1 个月未再复发。

这个病例，如果根据内科脾肾阳虚作五更泻的一般认识，选取脾肾经的腧穴来治疗，恐怕难以奏效。从这里可以看出，经络切诊能够提高辨证的准确性，不仅为针灸临床所必需，而且对中药治疗也具有一定的指导意义。

2. 寻找有效的穴位

对特定的患者，能否找到有效的刺激穴位，往往起着决定性的作用，兹举一例陈子富所治牙痛病案：

某男，38 岁。3 个月前上门齿骤发剧痛，用一般止痛剂无效，用吗啡制剂亦仅止痛片刻。每遇冷气吸入、饮热、食凉、轻触之均引发剧痛，入夜尤甚。曾用针刺治疗，每日 2 次，先后针取 30 余穴，针起即痛。3 日未寐，饮食未进，面目皆肿，痛不欲生，于 1966 年 2 月初求治于陈氏。视之，其齿色未更，形未变，龈未肿，苔薄黄而腻。陈氏乃取下关、合谷，用泻法，须臾痛止入寐，留针半小时出针，旋即痛剧难忍，烦躁不安。陈氏无奈，乃取手足阳明五输及原穴切循之，然无所应。后按循背俞，发现双侧厥阴俞，其痛如针刺，乃取是穴，以毛刺雀啄法针之立应，述之似血流入齿内而疼痛止，随即安眠，留针 1 小时，出针后痛未再作。陈氏思之再三，难解厥阴俞止痛之谜。追问病史，方知齿痛乃起因于不悦。陈氏体会，此心主（指心包，属厥阴）代神明之府而行其令所致也（《精要》）。这说明，穴不在多，切中病机则灵。如何能选到这样特效的穴位，实在有必要加以研究。

临床实践表明，机体患病时常在一定的穴位上出现病理性反应，并随疾病的进退而发生变化，针刺这些有病理性反应的穴位，往往能获得较好的疗效。通常背俞穴、募穴、原穴、郄穴、合穴容易出现异常反应。穴位病理性反应的形式有以下几种：

（1）感觉过敏：手指轻压穴位，患者即觉痛、酸、麻、胀，酸麻有时还可循经传导若干距离。实证患者多表现为压痛，脏腑功能低下时则多表现为酸、麻、胀。

（2）穴位处组织松弛、凹陷、隆起或坚硬：松弛与凹陷常出现在脾胃虚弱患者的脾俞、胃俞、肝俞穴处。

（3）穴位皮下出现结节状或条索状物：穴位皮下出现的结节状或条索状物称为反应物。结节形状多为梭形（似谷粒大），也有呈圆形（红豆大）、椭圆形（黄豆大）、小麦粒形、扁平形或串珠状。条索状物一般长 2 ～ 3cm，个别达 4cm，横径 0.15 ～ 0.3cm。反应物多数质硬，少数较软，病轻时只隐约可觉。较大的结节一般较软，并可有移动性。小结节与条索一般是不可移动的。

以上三种表现，在同一穴位上可能单独出现，也会两种并见，如松弛或凹陷与酸并见、反应物与麻或痛并见。同一患者不同穴位的反应常有差异，例如胃下垂者常于足三里处出现条索状物、中脘处出现结节、胃俞处出现凹陷。

穴位的病理性反应一方面为经络辨证提供依据，另一方面这些穴位本身往往就是治疗疾病的有效穴位。就治疗某一病症而言，可选用的穴位是丰富的，或局部取穴，或远道取穴；或取俞募穴，或取五输穴；或据辨证取穴，或依经验取穴；或从患侧取穴，或从健侧取穴。凡此种种，不一而足。在可选择的腧穴中，如何最后确定应取的穴位？笔者以为有病理性反应的穴位，即是治疗的主要穴位。《内经》“以痛为输”的理论，不应片面地理解为针刺阿是穴，“以痛为输”的意思是说，取有压痛反应的腧穴作为治疗的腧穴，这里的腧穴可泛指十四经穴、经外奇穴及阿是穴。《灵枢·五邪》曾说：“邪在肺……背三椎之傍，以手疾按之，快然，乃刺之。”这说明古人取背部腧穴时即主张以反应点为准。现代已有不少人用体表反应点来治疗疾病取得了满意的效果。因此，寻找治疗疾病的有效穴位应该从这方面着眼。

3. 必本于神

《素问·宝命全形论》说：“凡刺之真，必先治神。”“治神”有两方面的含义，其一是治患者之神。现代临床研究表明，精神紧张不安者，其针感就差，而针感好坏直接影响针灸疗效。故患者来诊，首先要安定其神志，解除其畏针心理，使之乐于接受针灸治疗。若能使患者心平气和，进入类似气功的“入静”状态则更佳。在这种“入静”状态下，人体的经络处于高敏状态，经气容易被激发，从而提高气至病所率，即所谓“制其神，令气易行”，正如《标幽赋》所说：“凡刺者，使本神朝而后入；既刺也，使本神定而气随。神不朝而勿刺，神已定而可施。”

“治神”的另一方面含义是治医者之神。医生在进针之时应该态度认真，精神集中，做到《素问·宝命全形论》所说的“如临深渊，手如握虎，神无营于众物”。反之，如医生漫不经心，随手下针，甚至一边与旁人谈笑，一边进针操作，轻则降低疗效，重则发生医疗事故。而若要达到下面将要谈到的辨别针下之气，则医生更是需要全神贯注。另外，针灸医生若能通过气功锻炼，调动自己的正气，通过针来调节患者的经气，则可达到“治神”的最高境界。

4. 辨针下气

下针以后询问患者是否有针感，这是人人都能做到的，而要体验针下之气却不那么容易。因此古人有四难的谚语：“针刺容易辨证难，辨证容易取穴难，取穴容易补泻难，补泻容易辨气难。”但是，若想进一步提高疗效，就需要细辨针下之气，辨清邪正虚实，从而施行相应的手法，达到“上守神”的境界。

首先要辨明是否得气，《标幽赋》说得明白：“气之至也，如鱼吞钩饵之沉浮；气未至也，如闲处幽堂之深邃。”若未得气，就要检查一下取穴是否正确，或用针尖向各个方向寻找针感。经过努力还未得气，就表明经气虚弱，这时可留针催气、候气。若已得气，就要辨所得之气是“谷气”（正气）抑或“邪气”？《灵枢·终始》说：“邪气来也紧而疾，谷气来也徐而和。”什么是“邪气”？许多人把滞针样的感觉（进针后针下异常沉紧涩滞，捻转、提插、出针均感困难，勉强操作则患者痛不可忍）当作邪气。笔者不同意这种看法。因为滞针紧而不疾，并非《灵枢》所云“邪气”概念的原意。所谓“紧”是指针下紧涩的感觉，“疾”则指来去突然、匆促的感觉，必“紧而疾”方能称为邪气。再者，对于邪气需用泻法，滞针后却无法施用手法，滞针是针刺操作过程中应该避免的异常现象，而针下邪气则是针灸操作的对象。什么是“谷气”？谷气即指正气。因人体正气有赖于水谷之气的滋养，故名谷气。正气可分为营气、卫气等，正气在经脉中运行则为经气，因营行脉中，故这里所指的谷气多为营气。卫气虽行于脉外，但有时也可运行至针下，这时易与邪气混淆，因卫气剽悍滑疾，有似于邪气之疾。但卫气疾而不紧，如以为“疾”就可泻之，则易误伤正气。邪正既明，则补泻有据，遇邪气则泻之，遇正气则补之。但补泻之法，言人人殊 。在笔者看来，比较肯定的只有徐疾补泻法。正如《灵枢·九针十二原》所云："刺之微，在速迟。""徐而疾则实""疾而徐则虚"。也就是说，插针缓慢、提针轻快具有补虚的作用；反之，则具有泻实的作用。烧山火、透天凉亦可归结为徐疾补泻法。针灸的特点是可根据针下之气来决定补泻之法。若问虚证患者针下出现邪气是否要用泻法？实证患者针下出现谷气是否要用补法？回答是肯定的。因为在疾病的发生、发展过程中，邪正始终是一对矛盾体。一方面，"邪之所凑，其气必虚"；另一方面，虚证患者即使没有外邪入侵，也往往因本身功能低下而产生病理性产物。因此邪正虚实往往是相夹出现的，针刺能根据针下之气而灵活处理。

能根据针下之气来施行补泻手法可谓"上工"的境界。也许有人要问，一般针灸医生不辨针下之气也能有一些临床效果，这是什么原因呢？这是因为人体本身存在着自身调节机制。某些人、某些病，即使不采取任何治疗方法，也可因人体的自身调节功能起作用而自愈。针灸正是作用于这种调节机制而呈现出效果。当这种调节机制的功能不十分低下或没有严重障碍时，一定的刺激就能激发这种调节功能，增强人体的抗病能力，通过一系列自身调节，从而使疾病向愈。这就是临床上有些人不分补泻或没法分补泻（如穴位埋藏、割治等）的刺激也能取得疗效的根本原因所在。但是，如果人体的调节机制存在严重的障碍，不采用适当的补泻手法就难以奏效了。另外，即使调节机制不存在严重的问题，采用一定的补泻手法也是有助于调节机制发挥作用的，故此，辨针下之气还是有意义的。下面一则黄建业医师的验案可供参考。

陈某，男，成年。左眼胀痛屡作，甚则呕吐，吐后稍适，以"青光眼"治之，服醋唑磺胺等药可逐渐缓解。于1974年又发作，痛极难忍，曾肌注麻醉止痛药1支，1小时后未能缓解。诊其脉弦而不躁，人迎大一倍于寸口。《灵枢·终始》云："人迎一盛，病在足少阳，一盛而躁，病在手少阳。"今脉不躁，过在足少阳。肝开窍于目，此属肝胆气郁之候。《标幽赋》云："眼痛眼痒，泻光明与地五。"遵循韩绍康师"独取一穴"之教，取左足少阳之络光明刺之，从营置气，历数分钟之久，针下未见气至，其痛依然。徐入徐出，导之。少顷，针下觉有"紧疾"之邪气来至，疾而徐，急泻其邪，数秒钟后，目痛顿减。再俟得邪气而泻之，数行，痛除去针。此后数年至今，未见痛作。

5. 适宜的刺激量

辨针下之气，临床上是有一定难度的，而选择适宜的刺激量却比较容易。上面提到，只要人体自身调节功能不出现严重问题，在人体穴位上实行一定量的刺激就能达到治疗的目的。因此，针灸的刺激量是一个值得研究的课题。刺激量由诸多因素组成，一般来讲，手法重、刺激时间长、针刺深、针具粗、留针时间长，刺激量就大，反之则小。但是不同机体对针刺的反应有很大的差别，同一强度的刺激量，对甲来说可能是轻刺激，对乙来说则可能是重刺激。临床上决定刺激量的大小，主要还是根据患者的针感反应来定。进针后患者有轻微的针感为轻刺激；如果针感强烈，达到难以耐受的程度则为重刺激；介于两者之间为中等刺激。

过去很长一段时间内，根据神经学理论，把轻刺激规定为补法，重刺激规定为泻法，已引起很多非议。因为有许多现象用这种规定难以解释，如烧火山这样的热补法刺激量就较大，而厥脱患者（大虚）往往需要重刺激手法。实际上，补法、泻法是从针灸所达到的目的来讲的，它可由不同的操作方式组成，刺激量仅是作用的程度，两者之间不能画等号。但是长期以来，临床上就是根据这种规定来进行治疗的，而且确有一定疗效，但这并不是证明了这种规定的正确性，而是反映了这样一种临床现象，即多数虚证患者适宜用弱刺激，多数实证患者适宜采用强刺激。

刺激量的大小是否适宜，可根据患者的反应来定。若针刺以后，病情缓解时间较短暂，说明刺激量不够，可加强刺激强度和延长刺激时间；反之，若针刺以后，患者反应强烈，病情不但没有减轻反而加剧，过一段时间病情才逐渐减轻，并且针灸后感到身体疲乏，说明刺激量过大，应该减轻刺激强度或缩短刺激时间。

虚证用轻刺激量，实证用强刺激量，这是一般情况，其实各种病症皆有各自适宜的刺激量，如疼痛、休克需用强刺激手法，而失眠一般用轻刺激手法。刺激量的大小，不仅要根据病症情况，还需根据患者年龄、性别、体质、胖瘦、季节、地域、职业及穴位的所在部位等不同情况加以选择，如《灵枢·根结》云："刺布衣者，深以留之，刺大人者，微以徐之。"只有根据不同的人、不同的病，采用不同的刺激量才能提高针灸疗效。

6. 气至病所

如果说，在穴位上施行一定量的刺激，使患者产生适宜的局部得气反应是针灸治疗的起码要求，那么，通过一定的手法，使气至病所则是针灸治疗的较高要求。《灵枢·九针十二原》指出："……为刺之要，气至而有效，效之信，若风之吹云，明乎若见苍天。"证之临床，确实如此。如蔡氏观察了184例胆囊炎、胆结石、神经性耳聋、胃下垂、支气管哮喘、重症肌无力的患者，发现经针刺后，"气至所病"者的显效率为78.57%，而非"气至病所"者的显效率仅10.26%，两者比较有极显著的差异（$P < 0.01$）。又如李氏用热补手法针刺风池穴气至病所，治疗视神经萎缩124例，213只眼。其中针刺感觉传到眼区的有84只眼，有效71只，占84.52%；传到头顶的有68只眼睛，有效42只，占61.62%；针感仅在局部的有61只眼睛，有效26只，占42.62%。三组比较，有非常显著性差异（$P < 0.01$）。说明气至病所确是提高针刺疗法的关键之一，每个针灸医生应该掌握这种手法。下面对气至病所的手法作一简单介绍：

毫针刺入一定穴位后，使针尖略朝病位方向。用左手拇指封住经脉的一端，使经气不至于朝这端感传，并用适当的力量推向病所的方向，此即《金针赋》所说的"按之在前，使气在后；按之在后，使气在前"，然后用小幅度提插捻转手法寻找针感。寻到针感后，可向一个方向试探捻转，若某一捻转方向使针感朝病位相反的方向传导，就需改变捻针方向。通常针感不易跨过关节部位，尚需使用一定的手法才能通过关节，如《针灸大成》中记载的"若关节阻滞气不通者，以龙虎交战之法，通经接气，驱而运之"和"先用苍龙摆尾之法，后用赤凤以摇头，再行上下八指法，关节易通气自流"。临床上一般可用左手指在欲感传的经脉上进行循、摄、按、叩，以疏通经脉，帮助经气通过关节。

7. 敢于深入"虎穴"

对于某些穴位，如哑门、风府、睛明等，许多人畏之如"虎穴"，不敢针刺，即或针刺，也是蜻蜓点水，不及分寸，有的人甚至连背俞、腹部穴也不太敢用。其实，有一定危险性的穴位也往往是能取得极好疗效的穴位。例如风府穴，教科书上规定刺入 0.5 ～ 1 寸，而谢锡亮一般刺入 2 ～ 2.5 寸，用以治疗精神病、癫痫、头痛、高热、抽风、中风、瘫痪等重症、顽症取得了较好疗效（《精要》）。又如哑门穴，教科书上也是规定刺入 0.5 ～ 1 寸，而文良中深刺 2 ～ 2.5 寸，在治疗中风偏瘫、顽固性头痛、脑源性瘫痪、先天性大小脑发育不全等病症时取得了较好疗效。他自 1968 年以来，累计深刺哑门 4200 多人次，无 1 例发生晕针和不良后果。

临床实践表明，对于某些重症、顽症，针刺深度不够，就难以取效。而这样的深度往往超出常规所允许的范围，因而具有一定的危险性。但不入“虎穴”，焉得虎子。事实上只要熟悉解剖，掌握好深刺的技巧，医疗事故是完全可以避免的。《华佗传》上有这样一段记载：华佗的学生樊阿“善针术，凡医咸言背及胸脏之间不可妄针，针之不过四分，而阿针背入一二寸，巨阙胸脏针下五六寸，而病辄皆瘳”。在针具粗糙和解剖知识贫乏的古代，能够做到这样，确实难能可贵。今天，各方面条件已大大改善，为了提高针灸疗效，我们应该在保证安全的前提下，对某些穴位的针刺深度进行大胆的探索。

8. 选用适宜的治疗手段

针灸疗法中各种治疗方法都有各自的特长和适应范围，根据不同情况选择恰当的治疗手段是提高针灸疗效的又一重要环节。下面仅就艾灸、刺血、火针三种疗法谈谈：

（1）艾灸：《灵枢·官能》指出“针所不为，灸之所宜”，说明灸法能弥补针刺作用的不足。明代汪机曾云：“针能泻有余，不能补不足。”这固属偏见，但也反映了毫针补法的力量总的来说还是比较弱的。灸法虽也有补泻的不同，但一般说来偏于补，而且补的力量胜于针。灸的种类丰富多彩，其中力量最强的是化脓灸，有些沉疴痼疾，非用此法，难以去根。例如李志明曾经用化脓灸治疗哮喘 300 例，取得了较好的近、远期疗效。他体会到化脓灸的治疗，可能是由于施灸穴位局部组织化脓时，给予人体长期持续性不同程度的刺激，使大脑皮质内产生保护性抑制，因而对机体内的变化产生良好影响。同时因局部化脓的分解产物，产生局部刺激作用，并通过神经系统的反射途径的体液变化，增强机体免疫功能，从而达到治疗目的（《精要》）。目前针灸临床普遍存在着重针轻灸的现象，这是影响针灸疗效提高的一个重要因素。

（2）刺血疗法：刺血疗法，不论中外，古代都盛行过，随着现代医学的崛起，刺血疗法在西方的运用逐渐减少，但近年来又有复兴的趋势。在我国，成书于两千年以前的《内经》对刺血疗法已有详尽的论述，其文 162 篇中有 40 篇论及于此，书中系统论述了刺血工具、作用功能、部位选择、主治病症、应用禁忌等内容。《内经》以后，由于封建礼教统治的加强及人们对出血的过分担忧，刺血疗法的实际运用已大为减少。近年来，由于人们发现刺血疗法确有良效，故运用此法的人又逐渐多了起来。

刺血疗法具有解表发汗、清热解毒、醒脑开窍、活血化瘀、消肿止痛等多种功效，其中最突出的是活血化瘀作用。由于刺血疗法具有直接祛除瘀血的功效，因此治疗血瘀证，特别是病位较为表浅的血瘀证，该疗法可算是最为简捷有效的方法。又《千金翼方》曾云“诸病皆因气血壅滞，不得宣通”，清代名医叶天士曾创“久病入络”的理论。故刺血疗法的适用范围是十分广泛的，特别是对某些顽固性疾病更为适宜，如今人石学敏曾用局部刺络拔罐等方法治疗 50 例陈旧性面瘫，病程均在 1 年以上，结果在 1 个月内痊愈者达 47 例，总有效率为 94%（《精要》）。

按《内经》的观点，不论什么疾病，治疗的第一步就是要祛除血脉中的瘀血，即《素问·三部九候论》所说的“必先去其血脉而后调之，无问其病，以平为期”。清代名医徐大椿亦云：“凡血络有邪者，必尽去之，若血射出而黑，必会变色，见赤为止，否则病必不除而反为害。”（《医学源流论》）如果能做到以上所说，想必能大大提高针灸临床疗效。

关于刺血疗法出血量的多少，颇应值得重视，不可以为只要放出几滴血就是在运用刺血疗法了。《内经》屡次提到放血要放到“血变为止”，这就是前面徐大椿所说的“若血射出而黑，必会变色，见赤为止”，显然这样的出血量不只是几滴。宋代娄全善治喉痹，刺太溪出黑血半盏。陈自明《外科精要》治背疽，砭赤处，出血碗许，背重顿去。攻下派张从正刺血以升、以斗记。而今人刺血多以滴计，其疗效可想而知，正如徐大椿所言：“古人刺法取血甚多，如头痛腰痛，大泻其血；今人偶尔出血，惶恐失措，病何由除……”对于出血量的多少，今人魏稼有过深切的体会。魏氏曾治一 15 岁小孩，患普通型流行性脑脊髓膜炎，尿闭已一日，初按《灵枢·热病》“癃，取之阴跷及三毛上血络出血”之法，于照海、大敦等穴微刺泻血数滴，小便虽通，不久又复癃闭，6 小时后再刺无效，考虑是否泻血量过少，次日改于上穴泻血共十几毫升，一次而小便通畅，且体温迅速下降，高热缓解，其他症状如头痛等也显著好转。

目前临床上运用大出血量的刺血疗法还有一定的困难，这主要是人们以为血液生成极难，丢失一滴就觉得可惜，大量出血更是惶恐不安。殊不知人体的血液在不断地新陈代谢，就拿红细胞来说，每天有新的红细胞在骨髓中生成，同时也有衰老的红细胞在血管中被破坏。少量出血不仅没有什么害处，反而能刺激骨髓的造血功能及整个人体的新陈代谢。因此中医讲“祛瘀才能生新”是有道理的。一般正常成人的平均血量为 4500mL，健康成人一次失血量不超过全身血量的 10%，对机体没有什么明显损害，一次失血量超过全身血量的 20%（约 900mL），才导致机体活动功能障碍。以此观之，古人放血碗许并非虚夸之辞。目前放血较多者，一般不超过 100mL，因此对出血量问题不必顾虑重重。

（3）火针疗法：火针，《内经》称燔针，《伤寒论》称烧针，《资生经》称白针，明清以来俱称火针。这是一种用火烧红针尖迅速刺入穴内或病变组织内的治病方法。目前临床上运用此法的人极少。但对火针疗法颇有研究的师怀堂认为：火针疗法疗效高，见效快，对不少疾病可一次治愈，如各类疣、赘、色素痣、外痔、肛裂等。他运用火针治疗近 60 种疾病（《精要》）。

由于火针具有较强的温通经络、祛瘀消肿的功能，故可治疗某些器质性疾病，例如贺普仁所治一例。唐某，女，38 岁。8 年前曾流产一次，以后未再受孕，曾在某医院妇科检查，诊断为“卵巢囊肿”，建议手术摘除，患者不同意。之后又去某妇产医院检查，该院诊断为“左侧多发性假黏液性囊腺瘤”“继发性不孕症”，仍建议手术切除。患者又未同意，故来针灸治疗。检查：左侧少腹部触诊有 16cm×16cm 及 14cm×14cm 大小两肿物，按之质较硬，无压痛，表面光滑，但推之不移。证属气机不畅，气血瘀滞，阻于胞宫，结而为癥。法宜化瘀消积。于左少腹部行火针点刺肿物，深至肿物中心。3 日火针 1 次，3 次后肿物缩小，7 诊后左少腹部基本触不到肿物。共针 13 次肿物完全消失，经妇科检查未触及原肿物（《精要》）。

火针对于一些内科难治病也颇有疗效。例如吴氏用火针治疗285例慢性萎缩性胃炎，总有效率为93%，而毫针组（60例）总有效率为80%，药物组（75例）总有效率仅为38.7%。火针组取穴同毫针组，结果三组间有非常显著性差异（$P < 0.01$）。由于火针在治疗疾病中具有一些其他疗法所没有的特长，故有必要加以推广运用。

综上所述，提高针灸临床疗效的途径是多方面的。古人言“所谓不可治者，未得其术也”，诚良训也。

三、对刺法量学要素的商榷

新世纪全国高等中医药院校规划教材《针灸学》(石学敏主编，中国中医药出版社2002年出版，以下简称“新教材”）刺灸法总论中提出了刺法及灸法操作的量学要素，这在针灸学教材中尚属首次，反映了针灸操作的量化趋势，是针灸学进一步发展的需要。但鉴于目前对针灸操作的量学研究尚不充分，并无成熟的科学结论，在针灸学教材中写进针灸操作的量学规定应当慎重。笔者就此提出一些个人的看法。

1. 关于针刺的刺激强度

新教材提出:“当捻转的角度小于90°，频率小于60次/分时，刺激量为轻度；当捻转的角度在90°～180°，频率在60～90次/分时，刺激强度为中度；当捻转的角度大于180°，频率大于90次/分时，刺激量为重度。”笔者体会，不同的个体对针刺的反应差异很大，同一程度的针刺刺激，比如当捻转的角度小于90°，频率小于60次/分时，对张三来说可能是轻度刺激，对李四来说则可能是中度刺激，对王五来说又可能是重度刺激。笔者以为，针刺刺激程度的轻重，在目前来说主要是一种主观感受。若针刺后患者得气感轻微、柔和，其刺激量为轻；得气感强烈，患者有些难以忍受，其刺激量为重；介于两者之间，其刺激量为中。其实新教材中也提出了类似的观点：“总体而言，可通过得气的强弱来判定刺激量的大小，分为轻、中、重三种不同的刺激量。轻者，针下感应柔和；中者，针下感应明显；重者，针下感应强烈。”但新教材对刺激的轻重作捻转角度、频率的具体规定是难以和上述情况一一对应的。

这种具体规定有一定的任意性，并无统计学的依据。在实际操作中，捻转角度极易超过 90°，但仍可能是轻刺激手法。再说临床常用的小幅度、高频率捻转手法是属于轻刺激呢？还是属于重刺激？由于个体对针刺的敏感性有很大的离散度，即使某一具体的刺激轻重的规定有统计学依据，其临床使用价值也不是很大。

对毫针提插幅度大小的规定，也有类似的情况。此外，腧穴有大小深浅的不同，统一的规定不一定适合具体的腧穴。

笔者在英国杂志《医学针刺》(*Acupuncture in Medicine*）上看到一篇著名针灸医生彼得写的论文，他根据患者对针刺反应的敏感度将他们分为敏感者、中度敏感者和高度敏感者三类。他是这样来判断患者对针刺的敏感程度的：患者首次接受针刺治疗时，在压痛点（MTrP）的上方针入 5 ～ 10mm 深的毫针（0.3mm×30mm），留针 30 秒后拔针，然后在压痛点上施同样的压力，看压痛反应是否已经消失。如果压痛反应没有消失，再进针留针数分钟后拔出。对压痛反应仍未消失者，第三次进针留针更长的时间，并予以间歇捻针以加强刺激。凡留针 30 秒后压痛反应消失者为针刺敏感者，留针数分钟后压痛反应消失者为中度敏感者，留针更长时间需要更强刺激后压痛反应才消失者为针刺不敏感者。彼得医生说：有一小部分患者为对针刺超敏反应者，这些患者进针后不需留针，即刻出针后压痛反应已经消失。彼得医生是根据患者对针刺的敏感度来决定针刺时所给予的刺激量的，他在治疗肌肉疼痛时取得了很好的疗效。这体现了中医“因人制宜”的治疗原则。《灵枢》中对刺王公、布衣，肥人、瘦人有不同剂量的论述，在此不一一赘述。

笔者认为，针刺的刺激强度要因人而异，不可用同一尺度去衡量不同的个体。

2. 关于针刺的间隔时间

新教材指出：“中风患者常常在针刺治疗后约 20 分钟脑血流改善最明显，持续 6 小时即明显衰退，这就表明在 6 小时后应进行第 2 次治疗。”编者似乎在说，针刺治疗中风应该是每日针刺 4 次，就和服药一样“q6h”（每 6 小时 1 次)。这是值得商榷的。首先，针刺疗法的作用决不仅是改善脑血流，如果只是改善脑血流的话，针刺疗法治疗中风将没有优势，因为某些药物可以很容易地做到这一点。针灸治疗中风的作用是多方面的，除了改善脑血流外，还能促进侧支循环的建立，改善病灶周围脑组织缺血缺氧状况，促进相关的脑神经细胞觉醒，提高其兴奋性，增强血浆纤溶系统活性以利血块溶解吸收，改善血液的黏、聚、凝状态等。如果针灸疗法必须每日做 2 ～ 4 次才能达到或超过药物的疗效，那么针灸疗法将会失去优势而遭淘汰。事实上每日或隔日治疗一次的针灸疗法在许多疾病的治疗上等于或超过了药物的疗效，但人们往往还是不首选针灸治疗，因为做针灸治疗门诊患者要花很多的时间并且遭受一定的创痛。

笔者在瑞典工作期间，看到一篇瑞典隆德大学的科研论文，论文作者经过严格的临床试验，说明传统针刺疗法对治疗哮喘是无效的。笔者很不服气，写信指出该试验的针灸方法在多方面没有达到传统针刺的要求，首先是针刺的间隔时间太长。该试验针刺治疗共 20 次，前 10 次每周治疗 2 次，后 10 次每周治疗 1 次。笔者指出，如果将针刺换成药物，同样的间隔时间，世界上目前没有一种治疗哮喘的药物有效。这封信通过电子邮件分别发给了论文作者和杂志编辑。作者来电话说，他对针刺的剂量(dosage)确实没有经验，希望以后开展研究，交流经验。杂志的编辑却说：每天针刺一次，对西方人来说是不寻常的，也是不经济的。西方的针灸治疗，一般是每周 1 ～ 3 次，这样的间隔时间已有不错的疗效。

从我国的古代文献记载来看，针灸的间隔时间多为每日一次。若用刺激较强的火针、锋针，则宜隔日施针。某些特殊的病症可三日一报(重复之意)之。《内经》中提到了“日二取之”。这些反映了我国针灸临床的实际情况并有其一定的理由。

笔者曾在临床中发现，某些患者在经过一段时间的每日针灸治疗后，由于某种原因，要求改为隔日针灸 1 次，结果疗效不但没有降低，症状反而有进一步改善。因此体会到：新病、重病每日针灸 1 次为宜；症状明显减轻后或慢性病，每周针灸 3 次为宜；若为巩固疗效或促进健康，每周针灸 1 ～ 2 次即可；特别重或特别痛的病症，则每日可针 2 ～ 3 次。

关于针灸的疗程，由于我国已实行了双休日，一般双休日已自然划分了疗程（周六、周日停针），似乎没有必要再强调疗程的概念。每周 3 ～ 5 次连续治疗，“以瘥为限”即可。对某些需要连续强刺激治疗的病例，每隔 5 ～ 10 天，中间可休息若干天。

针灸治疗的量学规范，还需要做大量艰苦扎实的工作，同时要考虑到中医学的特点和临床的可操作性，不必匆匆地早下结论。

四、针灸临床中的心理学问题

针灸学的基本理论和方法奠基于《内经》。纵观《内经》对针灸疗法的论述，我们可以很容易地发现一个现象，就是《内经》在谈及针灸时，非常强调一个字，那就是“神”。如《灵枢·本神》曰：“凡刺之法，必先本于神。”《灵枢·官能》也云：“用针之要，毋忘其神。”《素问·宝命全形论》曰：“凡刺之真，必先治神。”由此可见，“治神”是运用针灸疗法的一个首要条件。但“神”这个字很难说清楚，也不见容于现代科学，因此在现代针灸教材中没有相关的论述，针灸“治神”的理论没有得到应有的重视，其结果就是没有针灸治神理念的针灸医生大量存在，这是临床针灸疗效和效率低下的一个主要原因。目前对于针灸治神的概念普遍认识不清，不少人认为针灸治神其实就是一个心理学问题，但笔者认为针灸治神包括心理学问题，又不止于心理学问题。

（一）治神的概念

“治神”有两方面的含义。其一是治患者之神。《灵枢·本神》说：“凡刺之法，先必本于神……是故用针者，察观病人之态，以知精神魂魄之存亡得失之意，五者已伤，针不可以治之也。”现代临床研究表明，患者精神紧张不安，其针感就差，而针感好坏直接影响针灸疗效。故患者来诊，首先要安定其神志，解除其畏针心理，使之乐于接受针灸治疗。让患者“一其神，令志在针”（《灵枢·终始》）。若能使患者心平气和，进入类似气功的“入静”状态则更佳。在这种“入静”状态下，人体的经络处于高敏状态，经气容易被激发，从而提高气至病所率，即所谓“制其神，令气易行”，在这种状态下，人体对针灸就会有较好的反应。

“治神”的另一方面含义是治医者之神。医生在进针之时应该态度认真，精神集中，做到《素问·宝命全形论》所说的“如临深渊，手如握虎，神无营于众物”。反之，如医生漫不经心，随手下针，甚至一边与旁人谈笑，一边进针操作，轻则降低疗效，重则发生医疗事故。若要达到辨别针下之气，则更需要医生全神贯注。另外，针灸医生若能通过气功修炼，调动自己的正气，通过针来调节患者的经气，则可达到“治神”的最高境界。

（二）治神的心理学方面

“神”字的一个基本含义就是精神、意识、意志，属于心理学范畴。中医学历来重视精神因素对疾病的影响，如《灵枢·口问》有“悲哀愁忧则心动，心动则五脏六腑皆摇”，《素问·灵兰秘典论》记载“主明则下安……主不明则十二官危”。《内经》的这些论述想必大家已经熟知。但治神为什么对针灸疗法尤为重要呢？这是因为针灸疗法较之药物疗法，医患之间的互动比较频繁，从进针到行针、留针、出针等诸多环节都需要施针者和患者进行交流，只有医患相互信赖、密切配合，才能取得良好的疗效。其中，患者对针灸的信心、对施针者的信赖尤为重要。对此，有一些方法可供参考。

《素问·五脏别论》指出：“恶于针石者，不可与言至巧，病不许治者，病必不治，治之无功矣！”这里强调，如果患者讨厌针灸，就没有必要跟他谈什么针灸的巧妙，他不想用针灸治疗，勉强去给他治疗，也不会有什么治疗效果。

因此，我们首先要让患者相信针灸，除了向患者介绍针灸外，让患者看到一些针灸取得良好疗效的实例更为重要，这就是示范作用。恶于针石者一般是畏惧针灸的疼痛，所以施针者对首诊患者一定要采用无痛进针法，注意刺激不可过重，以患者能忍受为度，一定要消除患者畏惧针灸的心理。

第二个方法是避重就轻。就是当一个患者来做针灸治疗时，他可能是要治疗一个比较难治的疾病，比如麻木、痉挛等，可能一下子难以取得疗效，但他同时有一些其他小毛病，如头痛、牙痛等，针灸比较容易取效，这时医生可以同时治疗患者的小毛病，或者医生自己比较拿手的毛病，患者看到疗效后树立了对针灸的信心，以后的治疗就会比较顺利。

第三个方法是远道取穴，就是在远离病灶的地方针灸。例如肩周炎，深刺小腿上的条口穴，往往可以迅速缓解肩部疼痛，扩大肩关节的活动范围。其他如头痛眩晕取涌泉穴，牙痛取合谷、内庭穴等，都是远道取穴的典范，患者看到针灸的即刻疗效就会信心大增。

（三）治神的非心理学方面

《内经》中“神”字凡见百余处，含义众多，但不外乎两类。含义一指心神，上已述及，大家对此也比较熟悉；二是指“身神”，即身体之神，是指人体整个生命活动的最高主宰，代表了人的生机。此“身神”一般人不太注意和理解，笔者在此简单叙述一下。《灵枢·本神》云：“生之来谓之精，两精相搏谓之神。”由此可见，此神是父母之精相合而生。《素问·六节藏象论》曰：“五味入口，藏于肠胃，味有所藏，以养五气，气和而生，津液相成，神乃自生。”《灵枢·平人绝谷》说：“故神者，水谷之精气也。”这里表明，“身神”的物质基础是水谷之精气。《灵枢·小针解》则明确指出“神者，正气也”，所以《灵枢·本病论》说“得神者昌，失神者亡”。这里大家可以分辨出，此神是身神而非心神。神旺则正气充沛，在针灸临床上表现为得气迅速，取效快；神弱则正气虚，表现为得气迟缓，疗效也差；神衰则正气极虚，难以对针刺起积极反应，针灸疗效很差；神亡则正气亡，针灸也无效。后二者《内经》称之为“神不使”。《素问·汤液醪醴论》云“帝曰：形弊血尽而功不立者何？岐伯曰：神不使也。帝曰：何谓神不使？岐伯曰：针石，道也。精神不进，志意不治，故病不可愈。今精坏神去，荣卫不可复收，何者？嗜欲无穷，而忧患不止，精气弛坏，荣泣卫除，故神去之而病不愈也。”明代张介宾注：“凡治病之道，攻邪在乎针药，行药在乎神气。故治施于外，则神应于中，使之升则升，使之降则降，是其神之可使也。若以药剂治其内而脏气不应，针艾治其外而经气不应，此其神气已去而无可使矣。虽竭力治之，终成虚废已尔，是即所谓不使也。”上述《内经》所言之神，既包括心神，又包括身神，而张介宾注则是指身神。身神即指人体的生机，具有自我调节、抗邪和修复能力，是人体生命力的高度概括，其重要性不言而喻，所以中医将“望神”作为四诊之首。

针灸治病的原理就是要调动和提高人体的生机，通过得气、催气、行气等手法使“气至病所”，从而达到治病的目的。那么怎样能够快速得气、催气、行气呢？古人认为，气不能自行，需由神来领路，故有“神气”之说。《素问·针解》曰：“必正其神，欲瞻病人目，制其神，令气易行也。”张志聪也指出：“夫行针者，贵在得神取气。”因此高手针刺，需引导患者凝神定心，意守病所，调动身神，由身神来导气，即张介宾所言：“故治施于外，则神应于中，使之升则升，使之降则降。”这也就是《灵枢·九针十二原》“上守神，下守形”之本意。

从医者方面来讲，功夫高深的针灸医生是会“以意领气”的，即通过“治神”的方法，调动自己的正气，通过针身传导来调节患者的经气，也就是国医大师贺普仁教授所说的术者“医功”可以在患者身上发挥较大的针灸效应。

这里的“治神”已脱离了心理学范畴，也脱离了现代科学的认识领域，但作为一个临床现象是存在的。近代著名针灸学家承淡安先生根据父亲的庭训和自己的临床体会，认为“针之所以有伟效，乃包含物理、心理、哲理三者而成。物理疗法非有心理、哲理之运用不易彰。心理、哲理之运施，非助以物理之感应不易显。轻重强弱之刺激，乃属物理疗法，仅占三分之一耳。凭此三分之一，决不能收惊人之伟效。必借暗示法（心理）之得当，与双方精诚（哲理）之联系，于是相得而益彰矣”。这里的哲理部分，笔者认为就是治神的非心理学方面，因为承淡安先生也说不清，所以冠之以“哲理”二字。他提到的“双方精诚之联系”实则是指医患双方两神相合，这样才能取得最佳的疗效。

（四）形神合一

上述所论，笔者将针灸“治神”的概念分为心理学方面和非心理学方面，但在临床实践中这两方面是密不可分的。从医者方面来讲，态度认真、精神集中是对针灸医生的基本要求，而要做到“以意领气”，发挥“医功”作用，态度认真、精神集中则是针灸操作的基本前提，最高要求是让针灸医生做到形神合一、气贯针尖。从患者方面来讲，心神和身神也是密不可分的，心神不佳，身神也不灵，这样的状态做针灸治疗是难有好结果的。正如《灵枢·本神》所说：“是故用针者，察观病人之态，以知精神魂魄之存亡得失之意，五者已伤，针不可以治之也。”要想做一个针灸高手，我们不仅要尽量让患者处于良好的心理状态，同时要调动患者的身神，医患两神相合，这样才能做到四两拨千斤，事半功倍。

《内经》不分心神和身神，经常混为一谈，从《内经》对神不使的论述中我们就可以看出这点。因为中医学是形神合一的医学，认为形是神之体，神为形之用，五脏的病理变化可以产生不良的情绪，而不良的情绪刺激又可伤及五脏，从而导致一系列身体病变，这就是五脏情志论和七情致病学说。一个健康的身体必须形神和谐，也就是形神合一、“形与神俱”，这样才能“尽终其天年，度百岁乃去”(《素问·上古天真论》)。中医讲形神，西医讲心身，现代西医学只是到20世纪初才逐步认识到心与身之间的密切关系，提出了心身疾病的概念，但治疗手段却相对贫乏。

古典针灸疗法由于特别强调“治神”理念，因此在治疗心身疾病方面积累了大量经验，这值得我们进一步发掘。

五、腧穴功能的表述

《中国针灸》2003年第10期发表了《关于针灸教材中穴位主治表述的探讨》一文，其中提出“功效是穴位主治的本质”的观点，认为在目前的教材中对穴位的介绍应该像中药一样，加入功效一项内容。笔者读后深有同感。针灸学发展到今天，中医本科专业的《针灸学》已出至11版，教材中介绍腧穴确实应该有功效这一项。但迟迟没有加入，也是有一定理由的，或者说，是因为有一定难度。难在哪里？本人认为主要有以下几方面原因：腧穴性能与中药药性有显著的不同，难以类推；腧穴功效在表述上有一定的困难；腧穴的功效与操作因素有关；对腧穴特异性的研究不够全面、深入，现代实验研究只限于少数常用穴等。认识清楚并处理好这几个方面是确立腧穴功效的前提条件。

（一）腧穴功效与中药功效的区别

以下着重谈谈腧穴性能与中药药性的不同。由于中药内治在我国中医界占主导地位，中药的功效也比较成熟，因此人们喜欢用中药药性来类推腧穴性能。有的针灸书甚至把腧穴等同于中药，如曰："脾胃大虚，伴有纳呆症状者，忌单补足三里，否则因补益脾胃，而未配用和胃消导的腧穴，可导致纳呆加重，中满出现。"这简直就是把足三里当作一味纯补中药。然而笔者在临床中未发现脾胃大虚伴有纳呆症状者，单补足三里穴后，会有纳呆加重、中满的情况出现。

腧穴确有与药物相同的一面，但更有不同的一面。其最主要的一点：中药的作用一般是单向的，而腧穴的作用一般是双向的。例如黄连只能清热，不能温阳；附子只能温阳，不能清热。而同一穴位用烧山火手法或灸法就可温阳，用透天凉手法或刺血法就可清热。例如善于退热的大椎穴，用温补手法或灸法时又可温阳通经治疗背寒证。人参不可用于纯实证，大黄不可用于纯虚证。而足三里既可用于补虚，又可用于腑实证；天枢穴既可通腑泻实，又可补虚止泻；三阴交既可利水，又能滋阴；等等。有人将足三里、气海、关元、命门、膏肓俞等归类为"补穴"，但所有"补穴"均可用于实证的治疗，如气海、关元亦可用于实证便秘、癃闭等；有人将大椎、十二井、十宣等归类为"泻穴"，但"泻穴"有时亦可治疗虚证，例如大椎穴在《铜人腧穴针灸图经》等书中记载其能治疗五劳七伤，井穴涌泉在《脉经》等书中记载其能治疗少气、失精等虚证，井穴少商可用于治疗小儿重症肺炎导致的心衰、休克等。由此可见，补穴、泻穴的区分是相对的、局限的，而腧穴具有补泻的双重特性则是普遍的。现代研究表明，腧穴对人体的调节一般是双向的。例如内关穴可治疗心动过速，又可治疗心动过缓；针刺足三里等穴既可使原来处于迟缓状态或处于较低兴奋状态的胃运动加强，又可使原来处于紧张或收缩亢进的胃运动减弱。

因此，总结腧穴的功效，应避免套用中药功效的写法。有些针灸书也有穴位功效或功能、作用这一项，但往往受中药功效表述方式的影响很深，不能反映腧穴功效的特点，因而大都失之片面，从而不能被广泛接受。一般来讲，腧穴的作用往往是针对一个或数个靶器官或部位的全体。如内关主要作用于心、胸、胃，或者说，内关与心、胸、胃有密切相关性。而中药是针对一个或数个靶器官的某个方面，如人参益心气、桂枝温心阳、麦冬养心阴、熟地补心血等。内关穴对心的各种病态均有调整作用，如果说内关对心的作用仅是补心气，那肯定就是片面的。所以确定某个腧穴的功效，主要是确定与这个腧穴联系密切的器官或部位，然后加上“调”“调和”“通调”“调理”等术语。如内关穴的功效可写成调心和胃、宽胸理气，足三里的功效写成调理胃肠、调心通脉、扶正强身等。

（二）腧穴功效的表述

每个腧穴均有近治作用，即治疗所在局部及邻近组织、器官病症的作用；从理论上讲，每个腧穴均能治疗本经所过之处和所联系器官的各种病症，甚至治疗与本经相表里的经脉、与本经相交接的上下经脉、在该穴交会的经脉的各种病症。如果每个腧穴的功效都反映这些共性的东西，腧穴的功效描述将会变得十分啰唆；如果略去这些共性的东西，有些以治疗局部疾患为主的腧穴功效就无法描述。这就是表述上的困难，所以腧穴功效的表述很难用统一的尺度规定。处理的办法，笔者建议采用反映腧穴特性的方法，而不是面面俱到。像“疏经通络”“行气止痛”这样共性的作用均可略去，像内关、足三里这些要穴的局部治疗功效也可略去。但像犊鼻、承泣、外陵这样主要以局部治疗为主的腧穴，则可写明局部治疗的功效。

对需要通过一定操作手段才能出现的特异性不强的功效，尽量少写，以免误导。如上巨虚用热补手法或灸法可温阳散寒，用凉泻手法又可清热泄热，有的书把上巨虚归入治热类穴，就可能引起误解。同一腧穴，由于操作方法不同，既可补又可泻，既可清又可温。这就是腧穴与中药的显著不同。当然，对有明显清热作用的大椎、曲池、十二井、十宣，写明清热的功效倒也无妨。还有些腧穴，由于进针深度、方向的不同，功效主治也会不同，这是应该引起注意并加以研究的。例如秩边、环跳穴，针感下传至腿或足部，可治疗腿部疾患；针感前传至会阴、小腹部，可治疗泌尿、生殖系统等疾患。

（三）逐步确定腧穴的功效

由于人们对针灸的作用机理认识得还不是十分清楚，对腧穴的特异性研究也不够充分，因此要写出全部腧穴的全部功效是有相当大的难度的。但论述腧穴时只有主治没有功效，就如同衣服没有领子一样，虽可用，但难以抓住要领。为了提升针灸学的学术水准，确定腧穴功效的工作应该抓紧做起来。把某个腧穴确切的功效先写出来，不确切或证据不充分的功效可以暂时搁置。例如梁丘穴，比较确切的功效是调胃通乳，但古书还记载其能治疗大惊、腰酸、足寒等病症，其定惊和通调腰部、足部经脉的功效是否具有较强的特异性还有待进一步验证，可以先不列出。又如内关穴除了作用于心（中医的“心”包括部分脑的功能）、胸、胃之外，《杂病穴法歌》还记载“舌裂出血寻内关”，但内关与舌的直接关系还缺乏有力的证据，因此“调舌止血”的功效可以先不在内关穴中列出。总之，对腧穴功效的描述，成熟一个，明确一个，通过若干次针灸教材的修订，腧穴的功效可以日臻完善。

腧穴功效的确立，不仅对腧穴主治的分类、条理化有帮助，而且能促进对腧穴特性的认识深化，同时也会对科研提出新的课题。因此，这项工作具有重大的意义。

［此文发表于《中国针灸》，2004（8）：589-590.］

六、刺络放血的意义

吴以岭教授的《络病学》，谈古论今，中医为体，西医为用，洋洋洒洒百余万字，构建了络病学说的理论体系，探讨了络病发病、病机、诊断与治疗，创立了络病辨证八要和“络以通为用”的治疗原则，归纳了古人辛药通络、虫药通络、藤药通络、络虚通补等用药经验，附之以大量的临床实践和科学研究。此书内容丰富详尽，可谓络病研究集大成者。然予观之，是书尚有一缺憾，那就是没有提到刺血通络的治疗方法，现将其临床意义阐述如次。

《素问·移精变气论》云“毒药治其内，针石治其外”，是说药物擅长治疗内脏疾患，针刺擅长治疗躯体疾患，说明针药各有所长，可结合使用。又孙思邈强调“若针而不灸，灸而不针，皆非良医也；针灸不药，药不针灸，尤非良医也……知针知药，固是良医”。因此我们认为，不能运用针灸疗法的医生，并不是一个完美的中医，络病治疗少了针灸一法，也是极大的缺憾。

络病运用针灸，主要是刺络放血一法。此法在《内经》里极受重视，其文162篇中，有40篇论及此。按《内经》的观点，不论什么疾病，治疗的第一步就是要祛除血脉中的瘀血，即《素问·三部九候论》所说的“必先去其血脉而后调之，无问其病，以平为期”。也就是说，刺络放血，疏通血脉是各种疾病的基础治疗。

体表之络病，刺络放血可直达病所，直捣其邪，直通其络，其疗效远胜于药物治疗。如药物治疗下肢静脉曲张犹如隔靴搔痒一般，运用火针刺血治疗则收到了良好的疗效。

体内深处的络病，药物治疗胜过针灸。但由于经络是相通的，体表和内脏是相关的，因此通过体表的刺络放血，对治疗内在的络病也有一定的帮助。更由于一些通络药辛香燥烈，用之不当，可耗气伤阴动血，若辅之以针灸通络，可减量用药，达到减少药物毒副作用的目的。对胃病胃弱不耐药力者，针灸通络也是一个很好的办法。

刺络放血不是仅仅祛除体表络脉中的瘀血那么简单，它还有许多其他治疗作用。

1. 退热泻火

发热，中医学认为主要有两种情况，一为阳盛发热，一为阴虚发热。此外，临床还可见气虚发热。刺络放血退热主要适用于阳盛发热，因为阳盛必然导致血旺。阳盛发热多由外邪引起，刺络放血疗法对外感风热、热毒壅盛、热入营血均有良好的退热作用。刺血可消减血盛，以减轻体内的热邪，因而起到退热作用。

中医学认为“气有余便是火”，情志过极可以化火，辛辣刺激、肥甘油腻食物也可以化火。如胃火过盛可以出现牙龈肿痛；心火上炎可以出现口舌生疮、心烦不安，甚至发热神昏谵语等；肝火上炎可能出现烦躁易怒、暴发火眼、头晕目眩等症。人身之气以血为本，同时又随血出入，通过刺络迫血外出能泄出过盛的阳气，从而改善阳盛的状态，使机体的气血趋于平衡，因而刺络放血有泻火的作用。至于阴虚、气虚发热则一般不使用此法。

2. 止痛

中医学认为，“通则不痛，痛则不通”，意思就是说凡是伴有疼痛症状的疾病，在相关经络中必有闭塞不通的地方。

刺络放血可以直接迫血外出，疏泄瘀血，畅通经络，故疼痛可以立即停止。临床很多急性病症，如咽喉痛、偏头痛等，应用刺络放血疗法都能收到即刻的疗效。

3. 解毒

刺络放血对机体正气不足、功能障碍时毒邪内窜的病证，如红丝疔及毒邪浸淫而生的疮疡等都有很好的疗效。

刺络放血不仅使侵入机体的毒邪或内生的毒邪随血排泄，更重要的是通过理血调气，使人体功能恢复正常，抑制毒邪的再生与扩散。

4. 止痒

“痒”之为症，古人认为是风气存于血脉之中的表现，因而有“治风先治血，血行风自灭”的治疗原则。

刺络放血就是“理血调气”，血脉流通则“风”气无所存留，从而起到祛风止痒的作用。

5. 消肿

“肿”大多是由于气滞血涩，经络瘀积造成的。刺络放血能直接排除局部络脉中“菀陈”的气血和病邪，促使经络通畅无阻，自然就达到消肿之目的。

6. 治麻

中医学认为，有些麻木症状是由于气虚不能帅血达于肢端所致。刺络放血治疗麻木，以“血行气通”的理论为指导，以三棱针或毫针刺入患侧肢端的腧穴，放出少量的血液，可鼓舞气机使血运达于肢端，而麻木自止。

7. 镇吐作用

恶心、呕吐多因胃热或肝气横逆犯胃或食积停留所致。刺络放血疗法能泄热平抑肝逆，并有助于疏导胃腑，帮助消化。

8. 止泻

刺络放血疗法可治疗肠胃积食化热而成的热泻，或时疫流行所致清浊不分的泄泻等。其机理是通过泻火泄降小肠之热，而起到升清降浊的作用，同时刺血有解毒、提高机体免疫力的作用。

9. 醒神救急

临床多应用刺络放血疗法治疗昏迷、惊厥、狂痫及中暑等危重症，简便而有效。《乾坤生意》曾记载："凡初中风跌倒，暴卒昏沉，痰涎壅滞，不省人事，牙关紧闭，药水不下，急以三棱针刺手指十二井穴，当去恶血。又治一切暴死恶候，不省人事，及绞肠痧，乃起死回生妙诀。"可见古人多用刺络放血疗法进行急救。

刺络放血的这些治疗作用都是基于中医经络和气血的理论，经络和气血是密不可分的，刺络可以调经，刺血也可以调气。国医大师贺普仁教授提出"以血行气""以血带气"的学说，将刺络放血疗法提升到其针灸三通法之重要一法——"强通法"的高度，就是通过灵巧的手法，适当的出血量，迫血外泄，强刺、快速，使邪随血出，祛瘀通闭，疏通脉络，使经气通畅，营血顺达，从而达到多方位的治疗功效。

刺络放血，不仅是放出瘀血，同时也是对血管壁进行刺激，而血管壁上有丰富的神经，有些还有内分泌细胞，因此刺激血管也有调节神经内分泌的作用，其具体机理值得进一步研究。

七、火针疗法作用机理探讨

笔者 10 余年前开始运用火针疗法，感觉在许多疾病的治疗上，火针有着毫针无法比拟的优势。近年来，笔者运用火针治病，患者十之八九都收到了很好的疗效，因此笔者体会到火针疗法作用十分广泛，现就该疗法的作用机理作一初步总结和探讨。

（一）传统认识

1. 助阳扶正

《素问·生气通天论》曰："阳气者，若天与日，失其所则折寿而不彰。"此以比类取象的方法，以太阳在天体运行中的重要地位作比拟，强调阳气为生命的根本。明代医家张介宾在《类经·疾病类》中解释说："天之阳气，惟日为本，天无此日，则昼夜无分，四时失序，万物不彰矣。其在于人，则自表自里，自上自下，亦惟此阳气而已。人而无阳，犹天之无日，欲保天年，其可得乎？《内经》一百六十二篇，天人大义，此其最要者也，不可不详察之。"张介宾并以此为根据，结合自己的体验撰写了著名的《大宝论》。他说："阳化气，阴成形。形本属阴，而凡通体之温者，阳气也；一生之活者，阳气也；五官五脏之神明不测者，阳气也；及其既死，则身冷如冰，灵觉尽灭，形固存而气则去，此以阳脱在前，而阴留在后……天之大宝只此一丸红日，人之大宝只此一息真阳。"由此可见阳气对人体的重要性。

火针疗法具有温热作用，温热属阳，阳为用，火针可以借火助阳。人体如果阳气充盛则温煦有常，脏腑功能得以正常运转，故火针疗法可以助阳扶正，不仅可以治疗阳虚所导致的各类虚寒证，对其他各类疾病，也有激发脏腑功能，增强抗病能力的作用。

2. 温通经络

夫十二经脉者，内属于脏腑，外络于肢节。经络具有运行气血，沟通机体表里上下，调节脏腑组织功能活动的作用，一旦经络气血失调，就会引起各种病变。贺普仁教授认为，尽管临证病变万千，病因有外感六淫、内伤七情、饮食劳倦之不同，然其不可逾越的基本病机归根结底只是一个，那就是经脉、络脉、血气运行不畅，乃至气滞血瘀，由此，他提出了"病多气滞"

的命题。

从针灸疗法的特点来讲，它是通过刺激腧穴，激发经气的传导，促进气血的循环，从而达到扶正祛邪、协调阴阳的目的。因此“通”是针灸疗法的特点和特长，“通”是针灸疗法治病的先决条件。针灸的方法多种多样，尽管手段不同，但使经脉、络脉畅通却是相同的。针灸疗法的首要任务就是要恢复经络“通”的功能，在此基础上才能达到其他治病目的。因此，贺普仁教授认为，针灸疗法的根本作用机理是以“通”为法，以“通”为用，只有通才能使阴阳调和，只有通才能扶正祛邪、补虚泻实，由此，他提出了针灸治病“法用三通”的命题。

三通有毫针微通，有火针、艾灸温通，有刺血强通。为什么要用温通呢？这是由人体气血的特性所决定的，《素问·调经论》说：“血气者，喜温而恶寒，寒则泣不能流，温则消而去之。”火针疗法通过对针体进行燃烧加热，使得疏通之力较毫针更为强大。正因为疏通经络气血是治疗各种疾病的基础，所以火针的治疗价值就很高。

3. 散邪引热

疾病的发生发展，取决于人体正气和致病邪气两方面的较量。邪气是指对人体有害的各种病因和病理因素，如外感六淫、内伤七情、痰饮、瘀血、食积等。火针疗法具有扶正之用，亦有祛邪之功，这同样是由火针的温热性质所决定的。

邪气分为有形之邪与无形之邪。如水湿痰浊、痈脓、瘀血等则为有形之邪，善于凝聚的这些病理产物一旦形成，就会阻滞局部气血运行，出现各种病症，而且这类病症用毫针微刺往往难以很快奏效。火针疗法则具有独特优势，火针本身针具较粗，温通力量大。一方面可强力疏通经脉，有形之邪可随气血流通而散去，所以高武说“破痈坚积结瘤等，皆以火针猛热可用”；另一方面，火针出针后针孔不会很快闭合，风邪和有些有形之邪可从针孔直接排出体外，即所谓“开门驱邪”，如高武所言“若风寒湿三者在于经络不出者，宜用火针，以外发其邪”。因此火针可以从内外两个方面散邪驱邪。

火针疗法自唐代孙思邈起，开始运用于外科热证，如疮疡痈疽、瘟疫痰核等。火针治疗热证古人有“以热引热”的理论，认为“热病得火而解者，犹如暑极反凉，乃火郁发之之义也”。实际上，火针疗法一方面可以通过上述的散邪作用而散热，另一方面还可以通过刺血而泄热。

（二）火针疗法作用机理推测

1. 火针同毫针一样具有广泛的作用机理

现代研究证明，针刺对人体各系统具有广泛的良性调节作用，从目前火针临床治疗的情况来看，火针具有和毫针相似甚至更好的临床疗效，因此可以推测，毫针的作用机理火针大都具有，目前不多的火针机理研究已初步说明了这点。

针灸疗法具有的一大特点，那就是镇痛作用。已有资料表明，因针刺或灸治所引起的疼痛可以通过皮肤的感觉神经向脊髓发出冲动，与内脏的炎性冲动通过同一根神经的通路而传至大脑皮层的痛觉中枢，由于这两个冲动混在一起，针灸所引起的疼痛必然会影响内脏炎性冲动的传达，使疼痛中枢全部或部分不能再感受来自内脏炎性刺激的痛觉冲动。火针的刺激量一般明显大于毫针，再加上患者对火针的注意力也超过毫针，即除了有通过皮肤的感觉神经经过脊髓传至大脑皮层疼痛中枢的强烈信号外，还有精神因素的作用，因而火针的止痛效果也明显优于毫针。如我们临床上用毫针治疗痛经未效时，再在同样的穴位上施以火针，常可取得较好的疗效。

对于疼痛的患者我们在取穴时不一定要采用“以痛为输”的方式去止痛。譬如牙痛时针灸医生常取合谷，腰背痛时取委中穴，胃脘痛时则取足三里等都是很好的例证。依照乌赫托姆斯基（苏联的生理学家）提出的“第二优势灶”理论，当疼痛发生时，在中枢神经系统内会形成一个兴奋灶。在针灸治疗中所发生的刺激也可在中枢神经系统内建立另一个兴奋灶，假如第二个兴奋灶的强度超过第一个兴奋灶的话，第一个兴奋灶的兴奋性将被抑制，而且将它的兴奋也“牵引”过来，由于前者的兴奋灶被抑制和牵引过去，所以神经痛也就消失了。同理，疼痛程度越严重，则针刺的强度和留针的时间或艾灸的壮数等也要增加。其原理就在于疼痛兴奋灶的强度如果很大的话，那么另一个兴奋灶的强度必须比它更强才能将它抑制和牵引过去。这样我们就可以解释在患者刚刚得病时，由于中枢神经系统内形成的兴奋灶还较弱、较浅，因此这样的患者只要经过一至数次治疗即可痊愈，而久病的患者则需要多次的治疗方可痊愈。由于火针对机体的刺激量远远大于毫针，其在大脑皮层形成兴奋灶的强度也远远超过毫针，因而它对第一个兴奋灶的抑制与“牵引”作用也较强，故临床上火针治疗各种疼痛甚至顽固性疼痛有较好的疗效。

人们通常将内脏引起的痛觉分为两大类。第一种是内脏真正的痛觉，即当内脏器官发生强烈的痉挛或伸展时而引起的疼痛，如幽门狭窄时可以形成疼痛，这种痛感能够使我们直接意识到是由内脏发出的。第二种是内脏牵涉性的痛觉，即当内脏有炎症等病理存在时，由内脏发出的炎性冲动经后根传达到脊髓直至大脑皮层，并在大脑皮层形成刺激焦点。因为皮肤感受器的刺激感受性高于内脏，故由内脏的刺激感受低的部位通过大脑皮层向皮肤的刺激感受性高的部位形成刺激反射，于是该脊髓神经节所支配的皮肤区域内发生疼痛或形成知觉过敏带，即人们常称的“海特带”。例如心绞痛往往被认为是手臂内侧、腋下或左肩所引起的痛觉。在医学上有人利用内脏与体表皮肤之间的相互关系来影响脊髓上同一段神经所支配的内脏，使它产生血管扩张或减少疼痛。这一机制在针灸疗法中应用得更早，例如用华佗夹脊穴治疗心绞痛、肝胆区疼痛、哮喘等胸腹腔的疾患就是很好的例证。另外就是内脏痛觉反射在皮肤上所呈现的疼痛部位常常是针灸治疗的选穴所在，如胃部疾患常在中脘穴附近发生疼痛与不适，而该穴又恰恰是针灸治疗胃脘部疾患的主要刺激点。火针选穴方法中最常用的就是“以痛定腧”，因而，火针治疗的机理也与内脏牵涉痛学说有着密切的关系。

以上是火针治疗疼痛性疾病的治标性机理，火针疗法的选穴组方同毫针一样，也要综合考虑、标本兼治，这样疗效才能持久。

2. 火针疗法的特异性治疗机理

（1）可激活机体的自我修复和免疫功能：我们知道火针是利用特制的针具在火焰上加热到很高的温度后，刺激皮肤上的穴点，这种灼热刺激可以在皮肤上形成局部充血，或是有热、肿、痛及很轻微的水肿现象，相当于临床上的Ⅰ至浅Ⅱ度烧伤。正是由于这种热力的刺激伤及了表皮与真皮甚至达到肌层，局部组织的损伤激发了机体的修复功能，使该部位附近的血管扩张，血管壁的渗透性增强，血浆由血管内渗出，从而使机体的应激性增强。当组织受到损伤的时候，可以放出组胺样等物质，同时，那些变了性的组织逐步溶解，变成异体蛋白而被身体吸收，因而人体就呈现出一般性的全身反应，如白细胞数增多、血糖升高、血清中补体和凝集素等增加的现象。

从火针疗法的整个治疗过程来看，可以肯定地说，它是与皮肤的组织变化有着密切关系的。现代医学已证实，皮肤组织具有一定的免疫功能，而火针疗法的作用机理也常与免疫作用相关。我们用火针治疗免疫性疾病如类风湿性关节炎取得了比毫针更好的疗效也说明了这点。有实验表明，火针针刺后白细胞总数和中性白细胞数、总补体、溶菌酶、血液谷胱甘肽、血清皮质醇等均有有利于抗炎的改变，说明火针疗法有激活和调节免疫的作用。

（2）有直接消除病理组织的作用：对于粘连、增生、挛缩、筋结、瘢痕、肿块等病理组织的改变，火针携高温直达病所，针体周围微小范围内病变组织被灼至炭化，粘连板滞的组织得到疏通松解，同时高温可促进局部的血液循环和新陈代谢，改善组织的营养状态，有利于坏死组织和代谢产物的清除，有利于受损组织和神经的重新修复。从火针治疗的光镜观察中，前中期多有炎症细胞浸润，结缔组织、毛细血管新生活跃，残留肌组织与新生结缔组织相间排列；后期炎症反应轻，增生结缔组织以小血管为中心，向周围肌纤维放射状延伸，肌纤维正常排列结构尚存。而从外观上则可观察到，损伤形成的瘢痕结节变软、变小或消失，显现出吸收再生的良性过程。被火针破坏的病变组织，可由其周围健康细胞分裂增生来完成修复过程，修复后可以完全或大部分恢复原组织的结构和功能。

另有研究认为，在伸肌总腱深处有细小的血管神经束，压痛点即在此血管神经束穿过肌筋膜处，血管神经束在此受到卡压因而产生临床症状，手术切断此束，疗效肯定。用火针直接灼断此束，效果快捷而显著。但是在火针治疗时，必须准确无误地刺到压痛点下的肌筋膜处，以确保灼断血管神经束，否则效果就差。火针对肛裂痔瘘也有直接的治疗作用。

（3）可直接排除病理产物：火针可刺络放血，直接祛除瘀血，火热毒邪也可随之而去。对脓液、积液、黏液可直接从针孔中排出，由于血液循环改善了，对剩余的炎性液体、坏死组织也能很快地吸收消散。由于火针高温，本身可直接杀灭病菌，因而不易发生感染，故火针疗法多用于皮外科疾患。

（4）可能有诱导基底细胞转化为干细胞的作用：现代医学发现，紧贴于表皮细胞下的基底细胞层，是分化程度极低的皮肤干细胞。西医学已研究成功将离体的基底细胞诱导成多功能的胚胎干细胞，这种干细胞能以强大的代偿能力和自我修复能力，治疗多种目前用常规治疗手段难以治疗的疾病，包括组织损伤和癌症等。经络学说将人体的皮肤及皮下浅层组织列为“十二皮部”，火针疗法大都针刺较浅，主要作用于十二皮部，也就是刺激了皮下的基底细胞层，可能是起到了诱导穴位下的基底细胞转化为干细胞的作用。

火针疗法的特点是对皮部的灼热刺激，这种刺激对机体的具体影响目前还不是很清楚，但有一点是清楚的，那就是这种刺激较之普通针灸更具有持久性。

八、针灸疗法的优势与针灸三通法理论

针灸疗法在治疗许多疾病上具有较好的疗效，但好的疗效并不一定体现治疗上的优势。因为针灸是微创、微痛的疗法，人们普遍具有畏针的心理，对某一种疾病，如果针灸疗法的疗效只是和药物疗法相似，人们肯定首选药物治疗，因而针灸疗法对此病并不具有优势。如治疗细菌性痢疾，针灸的疗效不亚于药物，但人们很少用，故细菌性痢疾不能算是针灸疗法的优势病种。

那么，治疗哪类疾病针灸有超出药物的优势呢？据我分析，大致有三类：①疼痛性疾病，如颈、肩、腰、腿痛。②神经系统疾病，包括中枢和外周神经系统、功能性和器质性疾病。③躯体和体表的疾病。显然这三类疾病是相

互交叉的。如坐骨神经痛同属于这三类。

著名针灸学家贺普仁教授的针灸三通法理论，着眼于一个“通”字，认为“病多气滞，法用三通”。我认为，一个“通”字，表达了针灸疗法的特长和优势，因而学习三通法理论，实在是发挥针灸疗法优势的关键所在。下面就上述三类疾病简述之。

第一类疼痛性疾病。中医素有“不通则痛”之说。针灸的特长就是疏通经络，因而治疗疼痛性疾病最为拿手，这就不用多说了。

第二类神经系统疾病。众所周知，经络与西医的神经系统关系最为密切。笔者的观点，神经系统是古典经络系统的一个重要组成部分，也许神经系统是在胚胎经络系统中演化而成的。针灸疗法是通过刺激腧穴、经络而起作用的，针感的产生和传导离不开神经系统，由此可推知，针灸擅治神经系统的疾病。外周神经系统就是信息通道，针灸治疗首先是使通道通畅，只有通道通畅了，进一步的疗效才有可能产生。

第三类躯体和体表的疾病。针灸之所以能对这一类疾病有好的疗效，其中一个原因是针灸能直达病所。药物治疗要靠血药浓度，浓度太低，不起作用，浓度高了，药物的副作用大为增加。针灸疗法没有这方面的限制，因而有治疗上的优势。除了前两类包括的病症之外，位于体表的皮肤病也是针灸的优势病种。笔者在贺氏门诊看到贺老治疗多种皮肤病，均有很好的疗效。中医学认为，皮肤病的病因虽然多种多样，但最终都是导致皮肤局部气血壅滞或凝滞，经络不畅或不通。因而疏通皮部的经络气血是治疗皮肤病的基本治法。贺老采用温通法、强通法，在治疗顽固性皮肤病中常能取得满意的疗效。

大学的针灸教材提到经络的作用有三：一是联系脏腑，沟通内外；二是运行气血，营养周身；三是抗御病邪，保卫机体。第一、第二条显然是指经络的通道作用，第三条也离不开经络的通道作用。如果经络不畅，营卫之气何能敷布到体表以发挥卫外作用？总之，经络的主要作用就是通道功能，针灸疗法的特长就是使经络的通道功能恢复正常。只有通道通畅了，气血阴阳才能得到正常敷布，正气才能发挥抗病能力，邪气也才有出路。

笔者体会，针灸的作用其实只有两条，一是疏通经络气血，二是激发机体自身的抗病能力、自身的调整能力、自身的修复能力。而第二个作用是在第一个作用的基础上发生的。因而贺老的三通法理论，抓住了针灸疗法的根本，具有深刻的临床意义。

对于微通、温通、强通三者的关系，笔者认为微通是基础，温通和强通是对微通的补充和加强。因为经络得温则舒、得温则通，所以需要温通来加强微通。贺老将火针作为温通的主要方法。笔者认为，因为火针的刺激量大、作用力强，所以它又可作为一种强通法，兼具温通和强通的双重特性。除了艾灸和火针疗法外，其他一些现代热疗法，如 TDP 穴位照射等，也可归属于温通法。

对于强通法，笔者认为，除了放血疗法外，概念应该有所扩充。经络的概念最初源于解剖的血管系统，后来才慢慢地抽象化、泛化，即经历了一个从脉—经脉—经络的演变过程。到了《内经》时代，经络已演变成一个包罗万象的系统。现代解剖学所指的血管、神经都只是经络系统的一个组成部分。既然刺激血管的放血疗法属于强通法，那么直接刺激神经干也可以归属为强通法。刺激神经干，患者的感觉是强烈的触电感，与传统的毫针得气（包括循经感传）的感觉是截然不同的。放血疗法是通血，刺激神经干是通气。总之，强通法至少应包括上述 3 种方法。

要发挥针灸疗法的优势，除了常规的微通法外，更要重视温通法、强通法的运用，因为这两类方法在现代难治病上有广泛的使用价值。

九、针灸三通法治疗下腰痛

下腰痛是一组下腰疾患所致的腰、骶、臀、腿痛。中医学对这一组疾病的认识散见于“腰痛”“痹证”“伤筋”“腰腿痛”等疾病范畴中。然而，此组疾病无论是病因病机、症状表现，还是治疗方法、预防康复，均有较多的共性，故有必要做统一的认识。同时，随着西医学的不断发展，大部分下腰痛患者都能在影像学上表现出某种器质性异常，故不少患者和一些医生，面对名目繁多的西医诊断，不知何者适合于针灸治疗，何者不适合于针灸治疗。本书就这些问题，对下腰痛的针灸治疗作一初步探索。

（一）下腰痛的概念

下腰部是指腰骶关节为中心的解剖段，狭义的下腰部指第4腰椎椎体到骶骨这一段，广义的可包括第2、3腰椎椎体，以及双侧骶髂关节及其邻近组织。由于此处含有马尾神经和构成坐骨神经的脊神经根，故其症状范围除腰部外，还涉及臀部和下肢。内科和妇科的许多疾病均可引起腰痛，但本书所论述的下腰痛实指下腰部本身的疼痛性疾患，多属于骨伤科、神经科疾病范畴，是针灸科的常见病。

广义的下腰痛可包括先天性疾患、退变性疾患、外伤性疾患、炎症性疾患、破坏性疾患等数十种疾病。针灸的适应病证主要是前三类，尤其是退变性疾患。这三类疾病之间的关系十分密切。西医学认为，脊柱主要是椎间盘的退行性改变和腰部异常应力的作用是下腰痛的主要病理基础，在多数情况下，两者互为因果，而腰椎骨与关节、神经等结构的发育异常或先天性缺陷常常是下腰痛发病的潜在因素。

（二）针灸治疗的适应证和优越性

尽管针灸治疗疼痛有其特长，但随着现代医学诊断技术的不断发展和普及，许多影像学的诊断报告往往把患者和医生唬住，使他们认为其病不适宜用针灸治疗，从而使针灸科的阵地趋于萎缩。例如：有X线或CT报告腰骶部某种先天畸形，一般人认为针灸无法治疗先天畸形所引起的下腰痛。再如：某部位发现骨刺，许多人认为针灸无法消除骨刺，从而也不能治疗这种病引起的疼痛。又如：许多过去被诊断为坐骨神经痛的患者，X线检查无明显异常，现经CT或核磁共振检查，却发现是腰椎间盘突出症，而许多患者和医生认为针灸无法治疗椎间盘突出症。其实，这些都是不正确的认识。

就先天畸形来说，针灸固然不能治疗严重的先天畸形，但实际上严重的畸形极少，且早年发病。较轻的先天畸形在一般情况下并不表现出来，往往由于年龄增长、损伤积累，感受寒湿等因素促使发病。针灸治疗能通过祛除外邪、调整机体功能、疏通经络气血等途径使症状缓解。先天畸形虽然不能被矫治，但相关的病痛常可被针灸缓解。

再说骨刺，骨刺或骨质增生是骨组织退行性变或代偿作用的一种表现。是否有骨刺或骨刺的大小与临床症状并不完全一致，随着年龄的增长，大多数人都会长骨刺，但其中只有约20%的人感到关节疼痛、活动不灵便。大部分骨刺所导致的下腰痛经适当的针灸治疗，均可痊愈或缓解。其机理大概是减轻了骨刺所导致的炎性水肿反应，促使机体尽早适应骨刺所造成的变化，从而达到新的平衡。这里需要强调的是，脊椎病的X线征象往往与临床表现不符。如许多罹患椎间盘突出症者，其脊椎退变的X线表现并不明显；相反，某些即使有严重脊椎病X线征者，却毫无神经损害的症状。故X线摄片只能供临床参考。

对于腰椎间盘突出症，我们以针灸法为主治疗，经近20年的观察，均有满意的疗效，只有极少数需要手术者。许多西医认为必须手术者，也能通过针灸治疗而使疼痛消失。腰椎间盘突出症是下腰痛诸病中比较棘手的病症，针灸对此病尚有较好疗效，这说明针灸治疗下腰痛大有可为。下面根据临床报道和有关文献资料，结合笔者的临床经验，提出下列引起下腰痛的病症可首先以针灸疗法为主治疗。

1. 轻、中度先天畸形性疾患

短腰畸形，脊柱裂，腰椎骶化和骶椎腰化，椎骨附件畸形，先天性、发育性腰椎椎管狭窄症，先天性腰椎脊椎崩裂和脊椎滑脱等。

2. 退变性疾患

肥大性脊柱炎（又称增生性脊柱炎、退行性脊柱炎、老年性脊柱炎），黄韧带肥厚，老年性驼背有疼痛症状者，腰椎间盘突出症，继发性腰椎椎管狭窄症，腰椎退变性小关节损伤性关节炎，退变性脊柱崩裂和脊椎滑脱。

3. 炎症性疾患

腰背筋膜纤维织炎，强直性脊柱炎，骶髂关节部炎症，继发性粘连性蛛网膜炎。

需要说明的是，引起下腰疼痛的炎症性疾患很多，针灸疗法主要适用于因各种刺激诸如寒冷、潮湿、缺血、缺氧等造成的无菌性炎症，以及因变态反应引起的骨关节胶原性疾病。至于细菌类微生物感染性炎症，针灸疗法难以迅速消除致病菌，有延误治疗时机之虑，故治疗此类炎症时，针灸一般只作为一种配合的治疗方法。

4. 损伤性疾患

腰肌扭伤，腰肌劳损，腰部韧带损伤等。损伤性疾患分为因用力姿势不当和外界暴力直接作用所致两类，前者一般适宜针灸治疗，后者轻症亦可用针灸治疗。

5. 其他疾患

梨状肌综合征，腰骶部的各种干性神经痛，颈腰综合征，不安宁腿等。

以上疾患采用针灸疗法，经适当治疗，大都能被治愈。极少数久治不愈或病情加重者，可考虑外科手术治疗。

针灸疗法不仅能大大降低下腰痛患者的手术率，避免手术带来的风险，而且比之其他疗法也有很大的优越性。一般治疗下腰的非手术方法还有中西药物疗法、推拿方法。西药主要是止痛药，但只能暂时缓解疼痛；封闭疗法有较好的止痛效果，但治疗手段单一，难以从根本上解决问题。中药虽有良好的调整作用，但止痛作用不如针灸疗法迅捷，且下腰痛为骨节、肌肉、筋脉的病变，药物因浓度关系难以有效地在这些部位发挥作用，而针灸却能直接作用于患部，所谓“毒药治其内，针石治其外”也。

至于推拿，也是治疗下腰痛的常用方法。但由于推拿是用外力直接调整机体的病理状态，这种外力必须用之恰当，若用之不当则往往加重病情。我们在临床上遇到过一些椎间盘突出症经推拿后症状加重的病例。因不适当的手法或过重的手法，可使脊柱间结构更不稳定，甚至导致纤维环破裂、神经损伤、骨折等严重后果。故必须慎用推拿方法。而针灸疗法是通过腧穴、经络间接地调整机体的病理状态，是通过激发机体的自身调节能力而发挥作用，故针灸疗法一般不会出现负面效应，这是针灸疗法的最大优势所在。

（三）诊断和鉴别诊断

明确下腰痛的西医诊断，有助于预后判断，可参阅有关医著，此不赘述。遇到下腰痛的病例，首先要排除肿瘤。X 线摄片检查可作为常规，大部分肿瘤患者在 X 线片上有特殊表现，少部分脊柱 X 线平片可无阳性所见。凡经治疗无明显效果，病情发展较快，夜间疼痛十分剧烈，不用强止痛剂而无法入睡者，患肿瘤的可能性极大。

其次要排除结核病。若病者较年轻，长时间局限性痛后出现神经根性痛，伴有微热、盗汗、消瘦等全身症状，提示脊柱结核的可能性较大。细菌感染性疾病所致的下腰痛一般有发热、白细胞计数升高等表现。其他注意排除骨折、下肢静脉曲张和血栓闭塞性脉管炎等局部疾患。

许多内科病和妇科病会引起下腰痛，其特点：除腰痛症外，有原发病的特殊症状；腰痛不受腰部活动影响；腰骶部及臀部一般查不出压痛点或压痛点不明显。精神或心理因素引起的下腰痛亦有类似特点。

排除了以上疾患，其余的就是本书下腰痛概念所涵盖的疾病。尽管这些疾病仍有数十种之多，尽管这些疾病的临床表现变化万端，或腿痛，或先腰痛后腿痛，或先腿痛后腰痛，或腿腰同时痛，或放射痛……但他们的发病机理和治疗原则却有共同之处，故可一并论之。

（四）病因病机

下腰痛的发病原因可分为三类。一为内因，以肾虚为主。肾主骨生髓，肾经“贯脊属肾”，“腰为肾之府”，故腰痛多责之于肾。如《素问·脉要精微论》所言：“腰者，肾之府，转摇不能，肾将惫矣。”腰痛与肝、脾也有一定关系，肝肾同源，精血互生，又肝主筋，肝血不足或郁怒伤肝，可导致筋脉弛纵而发为腰腿痛；脾主肌肉，运化水谷之精以生养肌肉，脾虚则腰部肌肉痿弱无力，或水湿内生，阻滞经络，均可导致腰腿痛。

二为外因，外因以感受风、寒、湿之邪为主。或露卧受凉，或久居寒湿之地，寒湿之邪入侵，使经脉气机闭塞，不通则痛。直接感受风热之邪所致的下腰痛较为少见，热证腰腿痛，多为内有郁热，或由风寒湿之邪郁而化热所致。

三为不内外因。或过度劳累，或用力姿势不当，或跌仆撞击，损伤腰肌、脊柱、筋脉，致使气血运行受阻，气滞血瘀，络脉阻滞而发为腰痛。

下腰痛的发病，多与肾虚有关，如张景岳所言："腰痛之虚证十居八九。"上述之外因和某些不内外因，亦多在肾虚的基础上才起作用，例如强壮之人，即使触冒风寒湿之邪也不发病，所谓"勇者气行则已，怯者则著而为病也"。朱丹溪曾曰："肾气一虚，凡冲寒、受湿、伤冷、蓄热、血涩、气滞、水积、坠伤与失志、作劳，种种腰痛，叠见而层出矣。"

（五）治疗原则

下腰痛可参照中医有关"腰痛""痹证"病的论述辨证施治。治疗方法丰富多彩，有大量临床报道。但如何克服针灸治疗中的盲目性，将散在的经验纳入系统的治疗规则中去，这仍是一个需要探讨的问题。我们试提出治疗下腰痛的 5 条原则。

1. 经络辨证，疏通经脉

下腰痛是下腰部的局部疾患，因该处含有丰富的脊髓神经，故常出现下肢牵涉痛和放射痛，可根据疼痛的部位进行经络辨证，然后循经取穴，这样治疗才有针对性。《素问·刺腰痛论》就是根据腰痛的发病部位和兼症情况来分经论治的，其辨证之详，令人折服，不仅分别论述了足五经的腰痛，还提到"解脉""同阴之脉""肉里之脉"等 9 种经脉的腰痛。临床上足太阳、足少阳经型腰腿痛最为多见，有时可见足阳明、足厥阴经型腰腿痛。

经络阻滞是下腰痛的基本病理变化，使针感沿病经传导，可取得疏通经脉、通则不痛的治疗效果。临床上见到下腰痛患者针灸疗效不佳的病例，多因不辨经络、针感局限所致。至于具体的用穴，则可根据各自的经验灵活选用。

2. 重视督脉，近取夹脊

根据下腰痛疾患多由脊柱退行性病变所致，而督脉行于脊里，为"阳经之海"，故刺激督脉经穴和邻近的华佗夹脊穴，能振奋督脉和下肢各经脉的功能，改善局部气血运行，从而达到正本清源的治疗目的。督脉可取病椎附近的穴位，亦可取远离患部的穴位，如人中等；夹脊穴则一般取邻近患部的穴位。局部压痛点亦可酌情选用。

3. 刺激效点，运动患部

下腰痛常有局部肌肉、韧带纤维的痉挛，肌腱、关节的错位。这时若能刺激远离患部的经验有效穴（如坐骨神经痛穴、腰痛穴、委中穴等），同时使患者旋转下腰并逐渐加大旋转范围，往往能取得立竿见影的效果。这种针刺和运动相结合的方法，大概是通过经络的信息传导，使患部在运动中解除痉挛、消除错位，甚至使突出的部分髓核还纳。这就是针刺方法激发了人体自身调节能力的结果。

4. 多法配合，各取所长

针灸疗法的治疗手段很多，可根据不同方法的特长选择使用。如寒证、虚证多配合火针、艾灸温通法或拔罐法；热证、血瘀证可行强通法放血；痰证、湿证可配用脾胃经穴；重症痼疾可加火针温通法、穴位注射等，必要时还可配合一些其他方法。

5. 缓则治本，巩固疗效

因下腰痛以肾虚为发病之本，故病情缓解后，不能“中病即止”，而应着重补肾壮腰，如《证治汇补》所言：“初痛宜疏邪滞，理经隧；久痛宜补真元，养血气。”针灸补肾俞、命门、关元、太溪、复溜等穴，用微通法和艾灸温通法，可巩固治疗效果。

以上5项原则必须综合运用方能取得最佳疗效。临床上需要克服以下几种片面倾向：一是丢弃中医理论指导，不讲辨证施治，或头痛针头、腰痛针腰，只针一两个经验穴位；二是虽讲辨证施治，但不了解针灸疗法的特殊性，套用内科的脏腑辨证方法而忽视经络辨证，结果使治疗缺乏针对性；三是虽强调经络辨证、循经远取，却否定或忽视局部用穴。这些都会影响针灸治疗下腰痛的疗效。笔者的治疗步骤一般是先针经验有效点，同时活动患部，让患者看到即时疗效，树立信心，以便进一步配合针灸治疗；然后针刺若干局部穴和循经远道取穴。这样治疗，大部分患者能取得良好的效果。若效果欠佳，再配合其他方法，注意整体调整。待患者病痛缓解后，一定要告诫其做巩固治疗，否则容易再犯。后期以补肾为主，同时注意调整各脏腑的功能。

（六）注意事项

为了更好地配合治疗和预防下腰痛复发，有几点必须让患者了解。

1. 急性期注意休息

急性腰腿痛常有某种程度的损伤，注意休息可避免进一步损伤，使正气充盈，以便能对治疗有积极的反应。一般需睡硬板床，有的患者可加腰围。

2. 纠正不良姿势

许多下腰痛的发生与工作和生活及睡眠中的不良姿势有关，姿势不当，可使某部分肌肉处于紧张状态，骨、关节之间的平衡遭到破坏，稳定性减弱，从而易发生扭伤和劳损。

3. 加强体育锻炼

下腰痛症状缓解后，宜逐步增强针对腰部的体育锻炼，可促进血液循环和增强腰背肌的支持与保护能力，形成所谓的“肌肉支架”，这样能够巩固治疗效果，预防下腰痛复发。

（七）小结

本书认为下腰痛在排除肿瘤、骨折、感染及某些特异性疾病之后，针灸疗法可作为首选方法。下腰痛的发病虽与寒冷、潮湿、劳损、闪挫等因素有关，但肾虚是致病之本。针灸时强调经络辨证，注重感传，重视督脉穴、夹脊穴及远道有效点，三通法分调合施，多法配合可共奏良效。病情缓解后，需补肾壮腰，以固其本。

十、顽固性失眠的针灸治疗和自我调理

顽固性失眠是指长期持久地难以入睡，频繁持久地觉醒、早醒，持续3周以上，而且单一药物治疗效果不明显的睡眠障碍。这类失眠不仅对患者社会功能有损害，而且会引起显著的苦恼和精神活动效率低下。

（一）导致失眠的因素

失眠是一种常见的现象，我们大多数人都有这种经历，许多人被失眠所折磨，痛苦不堪。导致失眠的原因很多，有些原因去除后失眠就不治而愈了，因此在治疗失眠之前，我们首先要分析一下哪些因素会导致失眠。

1. 生理因素

时差反应，如去欧美旅行，由于体内生物钟尚未适应新的昼夜节律，容易导致失眠。

2. 环境因素

噪声或光照干扰睡眠，室温过高、过低都会导致失眠。卧具不适，乘坐车、船、飞机等睡眠环境的变化也会导致失眠。

3. 药物因素

某些药物或饮料如含咖啡因、茶碱、酒精和各种兴奋剂、某些食欲抑制剂可导致失眠。

4. 疾病因素

各种使人疼痛的疾病、心肺疾病、哮喘、夜尿症、胃肠疾病、肾衰竭、甲状腺功能亢进症、帕金森病等常常引起失眠。许多精神类疾病如抑郁症、精神分裂症、阿尔茨海默病、焦虑症、强迫症、边缘性人格障碍等常伴有失眠症状。

5. 社会心理因素

工作和学习的压力，生活不良事件的刺激，电影、电视的紧张刺激等是导致失眠的常见原因。

在上述原因中，有些因素是比较容易消除的，如环境、药物因素，不容易消除的是身体本身的因素和社会心理因素。社会心理因素的消除依赖于树立正确的人生观和健康心理素质的培养，依赖于对不良情绪的排遣技巧和压力释放技巧，这些不是单靠药物和针灸所能解决的，所谓“心病还得心药治”。严重疾病影响所致的失眠需要通过治疗原发疾病来解决。另外，担心失眠本身也是导致失眠的重要原因。

当我们把能解决的影响睡眠的原因排除后，如果还存在睡眠障碍，那就是身体内部失调的问题了。

（二）中医对失眠的认识

中医学认为，导致失眠的原因是什么呢？我们认为失眠的病因病机主要有以下几点：情志内伤，思虑过度；饮食不节，脾胃失调；素体不强，病后体虚。由此三大方面导致脏腑、阴阳、气血失调而发生失眠。如七情活动过于剧烈和持久，可以造成脏腑气机紊乱，思虑过度可以损伤心脾，饮食过于辛辣油腻、多食难消化的食物等可以损伤脾胃，这些脏腑的损伤导致了失眠。身体过于虚弱，气血不足，血不养神也是导致失眠的一种原因。

需要指出的是，一些不良情绪可能与外界刺激关系不大，而与人体脏腑失调有关，如《内经》所说的“肝气虚则恐，实则怒”“心气虚则悲”等，这些不良情绪所导致的失眠要通过调整脏腑功能来治疗。

（三）失眠的分型

失眠的类型虽然很多，但我们通过归类简化，可以把失眠分为三大类，即阴虚阳亢型、脾胃不和型和心脾两虚型。

1. 阴虚阳亢型

阴虚阳亢型失眠包括肝火、心火、肝阳上扰、心肾不交，总属阴阳失调。

古人认为："不寐者，病在阳不交阴也。"（《类证治裁》）阴虚于下，阳亢于上，阴阳不相交合是失眠的主要病机。这类患者的机体状态，或偏阴虚，或偏阳亢，阴虚可致阳亢，阳盛可耗阴液。总之，阴阳不相平衡，阳盛于上是失眠发生的病理基础。若加之过激的情绪波动，阳盛化火，扰乱脑神，则更加导致失眠的发生。若细分之，则有肝火、心火、肝阳上扰、心肾不交等多种类型。肝火者，脾气急躁易怒；心火者，心烦心悸易汗；肝阳上扰者，除有肝火的表现外，还有眼干、口舌干燥、盗汗等阴虚的表现；心肾不交者，多指心火亢于上，肾阴亏于下，因根据五行学说，心主火，肾主水，正常情况下，心火降于肾，以温肾水，肾阴上济心，以养心火，心肾功能协调，中医称之为"水火既济"，否则就叫"心肾不交"，临床表现除心火、阴虚的症状外，还有腰酸腿软、头晕耳鸣等肾虚症状。

2. 脾胃不和型

脾胃不和型失眠包括痰热内扰型。

中医所说的脾胃不和主要是指消化系统的功能障碍，如饮食积滞、胃痛腹胀、肠鸣腹泻等均可影响睡眠，即古人所说的"胃不和则卧不安"。此外，脾胃不和、饮食不节，可以化生痰火，上扰脑窍，导致失眠。这类患者多见口苦痰多、头晕心烦、胸腹懑闷不适、舌苔厚腻等症状。

3. 心脾两虚型

这类患者多见于体质素虚或病后体弱者，也见于思虑过度，劳伤心脾者，这类人气血不足，中医学认为"血不养心"可以导致失眠。临床表现为多梦易醒，心慌气短，饮食无味，面色无华，怠倦乏力等。

（四）针灸治疗

我们在临床实践中体会到，采用贺氏三通法为主的方法比单用毫针疗法能取得更好的疗效。

主穴：百会或四神聪、风池、神门、三阴交。主穴各型均用，下面是三型各自的用穴和治疗方法。

1. 阴虚阳亢型

涌泉灸 20 ～ 30 分钟，埋线，火针点刺四神聪出血。

各亚型加穴：①肝火：行间、侠溪、耳尖；②心火：大陵、劳宫、中冲、少冲；③肝阳：肝俞、太冲、耳尖；④肾阴亏虚：肾俞、太溪、照海；⑤抑郁：膻中、期门、内关、太冲。

用艾条温和灸涌泉穴是一种较好的方法，因为失眠多半由于阴阳失调所致。阳属火，火性炎上；阴属水，水性下行。若阴虚则阴不敛阳，阴阳失去平衡，虚阳就会上浮，称为“虚阳上亢”，阳亢扰动脑神，就会导致失眠。治疗上除了在耳尖等穴放血泄阳外，还可在涌泉穴艾灸，这样就可以把上亢的阳气引下来，中医叫作“引火归原”。选用涌泉穴，是因为涌泉穴位于人体最低处，接地气，阴之极，像地下水之涌出如泉。涌泉穴是肾经的第一个穴位，而肾是人体的先天之本、阴阳之气的发源地，称为“元阴元阳”，所以灸涌泉穴可以“引火归原”，使阴阳和谐。

若在临床上觉得用艾条悬灸涌泉比较费事，则可用温针灸法，但针刺涌泉比较疼，我们也可以用温针灸三阴交代之。三阴交是肝、脾、肾三经的交会穴，本身就是治疗失眠的要穴，也有引火归原的作用。由于三阴交的治疗作用比较广泛，因此温针灸三阴交在治疗其他疾病如妇科病、皮肤病时也取得了很好的疗效。如果觉得用温针灸也比较麻烦，或者患者厌恶艾灸烟味，则可以用火针代替，而且效果比温针灸更为迅捷。

火针点刺四神聪出血是我们学习贺氏三通法后所创用的方法，因顽固性失眠多有脑络瘀滞的一面，火针点刺出血是温通、强通合于一体，有强力疏通脑窍的作用，同时放血可以泻火泄阳，适宜治疗虚阳上亢的顽固性失眠。

以下穴位按摩可以作为配合方法，一般让患者或其家属自行操作：①百会、四神聪区域五指并拢叩打 3 分钟，有头顶痛者更为适宜；②安眠穴按揉 3 ～ 5 分钟，有颈椎病、偏头痛者更为适宜；③印堂穴推擦 3 ～ 5 分钟，有前头痛、眼睛不适者更为适宜；④按摩足心涌泉穴，左右各 100 次，或用拳轻轻叩打足跟中央左右各 100 次，此二法有“引火归原”的作用。肝火、肝阳者加按揉行间或太冲；心火者加按揉大陵、劳宫；抑郁者按擦膻中，按揉太冲。

由于阴虚阳亢型失眠在临床最多见，故重点论述，以下二型简述之。

2. 脾胃不和型

针刺脾俞、胃俞、内关、中脘。

穴位按摩：重点按揉足三里、三阴交，左右各 3 分钟。头上三处穴位可选用。

3. 心脾两虚型

针刺心俞、脾俞、中脘、足三里。

穴位按摩：用力按揉内关，左右各 5 分钟，按揉足三里、三阴交，左右各 3 分钟。头上三处穴位可选用。

（五）失眠的非医疗方法

失眠除了医学治疗外，平时身心的调理也是很重要的。

1. 心理调整

心理失衡是失眠最重要的病因，心理调整依赖于树立正确的人生观和健康心理素质的培养，依赖于对不良情绪的排遣技巧和压力释放技巧，对人对己不能有过高的要求，所谓“退一步海阔天空”。我们认为：失眠本身并不会严重损害人们的身体，而对失眠本身的担忧和焦虑，其实更有损于身心健康。

2. 身体锻炼

身心平衡是克服失眠的良方，现代人有个通病是心理负担很重，身体负担很轻，身心处于严重的不平衡状态。要使身心平衡，就必须加大体力活动。

3. 饮食调理

一些食品能改善失眠，可以作为辅助治疗。这些食品有大枣、桂圆、百合、小米粥、酸奶、啤酒、黄花菜、香蕉、莲子、荔枝、核桃、莴笋、桑椹等。

十一、针灸治疗“非典”的可行性分析

（一）历史回顾

针灸治疗急性传染病有悠久的历史，我国两千多年前的《黄帝内经》中，就有专篇讨论各类急性热病（包括各种传染病）的针灸治疗。汉代医圣张仲景痛感当时瘟疫流行，其人数众多的宗族因此死亡者过半，乃勤求古训、博采众方、刻苦钻研，著成《伤寒杂病论》，该书虽主要用方药来治当时的传染病等外感热病，但其中谈到针灸治疗的条文也有 35 条。

晋代的针灸专著《针灸甲乙经》，所载 200 多种病症中，大部分为急症。急症专著《肘后备急方》中，载针灸医方 109 条，书中指出灸法对于急症“用之有效不减于贵药”，霍乱诸急症中“不治者可灸肘椎，已试数百人，皆灸毕即起座”，并指出艾灸可预防“瘴气疫疠温毒”。

唐代孙思邈，虽被称为药王，但他提出了治病“一针、二灸、三用药”的原则。他在《备急千金要方》中说：“凡入吴蜀地游宦，体上常须三两处灸之，勿令疮暂瘥，则瘴疠瘟疟毒气不能着人也。”可见他十分重视针灸在防治疾病中的作用。

金元时期，因战乱而疾病流行，但中医学却因此而繁荣，呈现百家争鸣的局面。著名针灸学家何若愚强调：“暴疾沉疴至危笃，刺之勿误。”金元四大家之一的刘河间善用刺血法来治疗热病，如“热无度不可止，刺陷谷穴出血”等。攻下派创始人张从正也善用刺血方法治疗急症，如他谈到走马喉痹，曰：“其生死人，反掌之间耳！其最不误人者，无如砭针出血，血出则病已。”

明清时期，中外交流增多，外部输入的传染病也随之增加，中医学迎接挑战，诞生了温病学派，成功地遏制了流行病的肆虐。除了用方药治疗的温病学方法外，刮痧疗法也在治疗传染病的过程中发挥了很大作用。所谓“痧证”，泛指皮肤、黏膜呈现出血点或充血点，状如沙粒的一类外感病，主要包括西医学所说的病毒或细菌所引起的多种传染性疾病和感染性疾病，如霍乱、副霍乱、病毒性感冒、细菌性痢疾、伤寒、副伤寒、斑疹伤寒、猩红热、败血症、白喉、流行性出血热、流行性脑膜炎、流行性乙型脑炎、细菌性食物中毒、沙门菌属感染等，还有气候因素所导致的疾病如中暑，以及误吸毒气、秽气造成的肺水肿、晕厥等。刮痧疗法除了刮痧、揪痧法外，还有挑痧、放痧等方法，实际上就是用三棱针挑刺、放血。刮痧疗法操作部位的选择，依据的是经络、腧穴理论，因而它隶属于针灸学。刮痧疗法最初是用于治疗包括急性传染病在内的外感急症，现在才演变为以保健为主的一种自然疗法。

清末又有所谓“翻证”，与痧证相似，也是指包括急性传染病在内的外感急症，主要用挑刺的方法治疗。

20 世纪五六十年代，有人用针灸方法治疗流脑、乙脑等传染病，取得了很好的疗效。总而言之，针灸治疗传染病有悠久的历史，疗效是肯定的。

（二）可行性讨论

一般公认，针灸有三大治疗作用，即对机体各系统功能的良性调整作用、免疫增强和调整作用及镇痛作用。现针对“非典”（严重急性呼吸综合征，SARS），对针灸的有关作用作一简单讨论。

1. 免疫增强和调整作用

已有大量的临床和实验研究表明，针灸对细胞免疫和体液免疫均有促进或调整作用。如有研究者对 50 例住院急性细菌性痢疾患者进行了血清蛋白电泳、血清总补体含量、免疫球蛋白含量、血浆杀菌力、特异性抗体滴度、粪便中 sIgA（分泌型免疫球蛋白）含量、血清中溶菌酶含量、肝脏网状内皮系统吞噬能力等 8 项指标的实验研究，表明在针刺治疗过程中机体的免疫能力不断增强。

值得注意的是，针灸不仅能增强机体的免疫能力，而且能调整机体的免疫能力，对于各种原因造成的免疫异常可使之恢复。如对 12 例拟行针麻手术的患者，电针合谷、足三里等穴前后分别检测其 LTT（淋巴细胞转化率）和活性、非活性 RFC（玫瑰花结形成率），结果发现：针前偏低或一般水平者，针后多呈提高；针前偏高者，针后多呈降低（$P < 0.01$）。机体的防卫反应太过或不及，均会使炎症加重、损伤加剧。针灸既能提高机体的防卫反应，又能控制过分的防卫反应，使它保持在适度的状态，同时还能抑制损伤反应，减轻对机体的伤害。

现在认为，“非典”是 SARS 病毒感染所致，目前尚无特异性治疗，主要依靠机体的免疫功能和支持疗法。而针灸对机体的免疫增强和调整作用，非常适合“非典”的治疗。前人和我们的临床经验表明，针灸治疗流感非常有效，而“非典”好似重症流感，都是病毒感染，因此针灸治疗“非典”也会有效。

2. 良性调整作用

针灸对各系统均有良性调整作用，对呼吸系统也不例外。例如，Tashkin DP 等用乙酰甲基胆碱吸入法，使 12 例典型轻、中度支气管哮喘患者诱发支气管痉挛，气道通气量可因此降低 43% ～ 56%，再针刺合谷、大杼、新定喘、新外定喘和列缺穴组，可使之迅速趋向正常，其效果虽不如喷雾异丙肾上腺素，但与不予治疗、喷雾盐水或非穴相比，又均有显著差异。大量的临床报道表明，针灸对呼吸系统疾病有良好的疗效。运用针灸疗法的好处是能避免或减轻西药的毒副作用。

3. 镇痛作用

针灸的镇痛作用已得到了普遍认可，有一部分“非典”患者，有头身疼痛的症状，可用针刺来处理。

（三）针灸方法（草案）

[基本方] 大椎、肺俞、尺泽、少商（点刺放血）、足三里。

[加减] 高热：大椎刺络拔罐，加曲池、合谷，或十宣、十二井点刺放血。呼吸困难：加定喘、天突，或翳风、素髎、鱼际等。焦虑不安：神门、内关等。头痛、关节痛：百会、上星、太阳，合谷、太冲等。腹泻：天枢、上巨虚等。

耳穴：神门、气管、肺、肾上腺、平喘、耳尖等。畏针者可用穴位贴敷

（包括耳穴压豆，但力量较弱）。

［原文载于《传染性非典型肺炎科研论文集》，北京市宣武区卫生局、宣武区医学会，2003 年 9 月］

第三章

临床医话

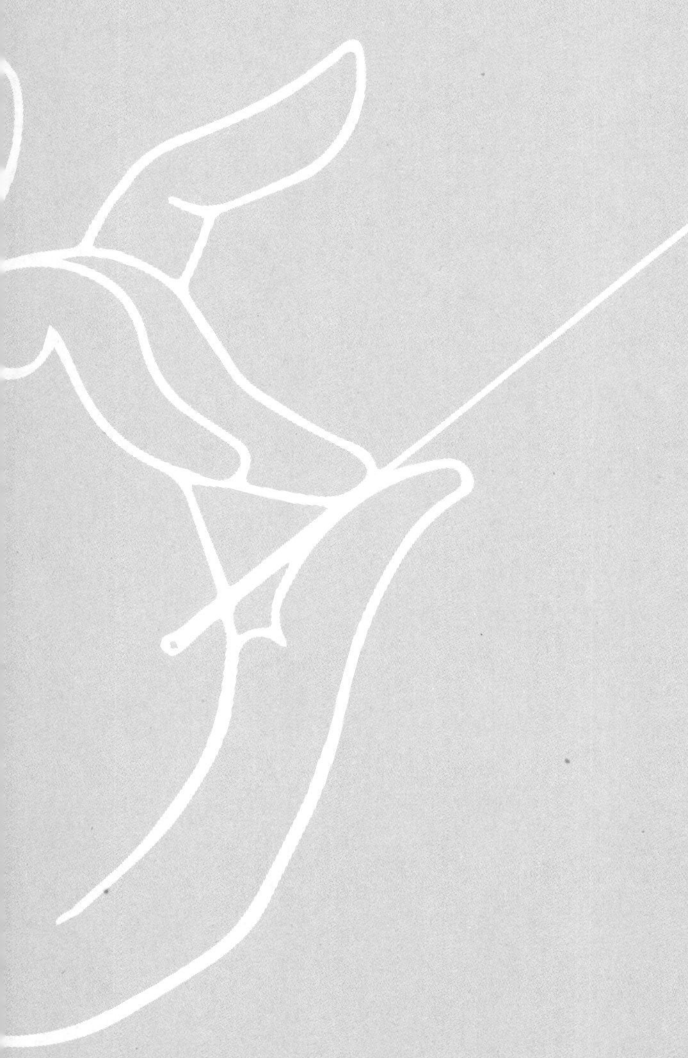

一、针灸文献与临床关系的体会

笔者在针灸临床上成长较快，患者数较早超过周围的老大夫，现在每天针灸患者 50 ～ 90 人次，在北京南城地区已有较高知名度，回想起来，这也许与自己曾是针灸文献专业的研究生有关。因为笔者对针灸古典文献比较熟悉，能从中不断吸取养分，对针灸理论的形成有一定了解，能知其限度而超越它。下面举几个例子说明之。

大椎穴，是手足三阳经与督脉之会，督脉统摄全身阳气，故现代临床把它作为一个泄热要穴，又因督脉贯脊通脑，故大椎也治精神、神经病，但以治疗邪热引起的疾病为主。全国高等中医药院校规划教材第七版《针灸学》对大椎穴的主治是如下记叙的：①热病、疟疾、恶寒发热、咳嗽、气喘等外感病证；②骨蒸潮热；③癫狂痫证、小儿惊风等神志病证；④项强脊痛；⑤风疹、痤疮。在一般人的印象中，大椎似乎是一个泻穴。但笔者在学习古典文献时，注意到大椎穴能治“五劳七伤”，如《太平圣惠方》《普济方》《圣济总录》等古书对此多有记载。大椎又名“百劳”，是多种劳损之意，因此该穴当能治疗虚性疾患。又，《千金翼方》云：“冷痹，胫膝疼，灸大椎可三百壮。”可见，古人也用大椎穴治疗寒性疾病。笔者在临床上体会到，艾灸大椎穴治疗虚寒性疾患有显效。

笔者曾治一女，35 岁，产后畏寒 10 年，背上常有凉风感，夏天不能吹电扇及空调，易疲劳自汗，因颈椎病来做针灸治疗。笔者在治疗中每次都灸大椎穴，10 余次后，患者颈部疼痛发僵感消失，畏寒感明显减轻，人也变得有精神了。

予曾思忖，八会穴中，就数骨会大杼、脏会章门用得少，不常用的大杼穴竟有骨会之冠，心甚不解。后来笔者在《类经图翼》中看到这么一句，即“大椎为骨会，骨病可灸之”，于是眼前为之一亮。考大杼之名，《素问・水热穴论》即有，谓“大杼、膺俞、缺盆、背俞，此八者，以泻胸中之热”，但未言明部位。《难经》谓大杼为骨会，也未言明部位。现大杼之定位，首见于《针灸甲乙经》。椎骨古亦称杼骨，故大杼为大椎穴之别称也未尝不可，因此笔者认为张介宾独具慧眼，称大椎为骨会，更符合临床实际。笔者体会，在治疗骨病，如颈椎病、强直性脊柱炎时，用大椎比大杼能取得更好的疗效。

又如关于腧穴主治，教材上往往罗列一堆，有的腧穴主治杂乱无章，让人难以理解和把握。通过学习黄龙祥教授的《中国针灸学术史大纲》一书，笔者了解到历史上对于腧穴主治较为系统的总结共有4次，即汉代的《明堂经》、宋代的《太平圣惠方》、明代的《针灸聚英》和《类经图翼》，但每次总结都会弄出一些错误，如归入同一穴名之下的主治病症，有的来源于其他不同的腧穴，这样以讹传讹，流传至今。由此，笔者对教材上的主治病症都予存疑，只有它们被现代临床文献所多次证实了才刻入自己的脑海。

对于腧穴的主治，笔者比较重视古代针灸治疗歌赋的记载，认为这些歌赋为古代针灸名家所撰，有较高的实践含金量。如《百症赋》有“听宫、脾俞，祛残心下之悲凄”，此种用法，现代临床罕见，但笔者用听宫穴治疗抑郁症取得了一定的疗效。

总之，笔者在临诊之余，经常要翻翻古今针灸文献，从中获得一些启迪，通过实践，不断总结，不断提高。

二、医功释义

（一）功夫在诗外

宋代大诗人陆游曾告诫他的儿子说：“汝果欲学诗，功夫在诗外。”（《剑南诗稿》卷七十八）。这句话的意思是说，仅掌握作诗技巧，遵循平仄、粘、对、押韵等规则，还不能够写出好诗；要做出流芳百世的好诗，作家要有丰富的学养，丰富的人生阅历，要培养对于客观世界、社会人生敏锐的认知能力，要提高精神境界，要有格物致知的探索，要有社会实践的历练，甚至要有苦难的煎熬。

陆游的这句名言对学习针灸的人来说同样适用。我们在针灸临床上经常可以听到看到这样的现象，同样针一个穴或一组穴，不同的医生施术，患者的感觉不太一样，疗效差别也很大。在大学学习成绩很好的学生，在若干年后，并不一定能成为一名出色的医生。我们有些医生，观摩贺普仁教授的针灸后，觉得贺老的针灸处方也没有什么特殊的，和书上说得差不多，觉得自己也行，但回去后照方针灸却不一定取得好的疗效。贺普仁教授进针，旁人觉得有蜻蜓点水之感，毫不费力，但经治患者皆有轻松自如之感，常常表现出一般医生难以取得的疗效，其中门道，一般人是看不出的。同样的针灸处方，为什么会有不同的疗效呢？这就是陆游所说的“诗外功夫”不同。贺普仁教授将针灸的“诗外功夫”称之为“医功”。

医功是一个现在还值得探索的概念，但我们大致可以这样说：针灸医功是指针灸医生在操作时所具有的一种特定的良好的精神和体力状态，这种状态通过针体传达到患者体内，调动患者的经络之气，可起到扶正祛邪的作用，起到增强针灸疗效的作用。

（二）治神

良好的精神状态，就是《内经》所说的治神与守神，《内经》曰“凡刺之真，必先治神”，并认为“粗守形，上守神”。守形是指遵循常规刺法，熟悉经络腧穴的所在位置。守神则有两方面含义，一是守患者之神，二是指重视施术者的精神状态，也就是要求施术者进入气功状态，或类似气功的状态，这样才能取得更好的疗效。

《内经》反复提及治神的重要性。如《灵枢·终始》说：“必一其神，令志在针。”《素问·宝命全形论》曰：“故针有悬布天下者五……一曰治神，二曰知养身，三曰知毒药为真，四曰制砭石大小，五曰知腑脏血气之诊。”这里所说的养身即指养生，包括内功修炼等内容。同时该篇还明确指出：“今末世之刺也，虚者实之，满者泄之，此皆众工之所共知也。若夫法天则地，随应而动，和之者若响，随之者若影，道无鬼神，独来独往。”说明针灸医生不能满足于“虚者实之，满者泄之”的一般水平，而应追求更高的治神与守神境界，即“得道”的境界。

医者的治神首先是精神状态的调整和精神的集中，即《内经》强调的“必一其神，令志在针”。医生要树立高尚的医德，如孙思邈在《备急千金要方》"大医精诚"篇中说:"凡大医治病,必当安神定志,无欲无求,先发大慈恻隐之心,誓愿普救含灵之苦……不得起一念蒂芥之心,是吾之志也。"医生良好的精神状态是治疗疾病的先决条件。其次医生要注意仪容的修养,亦如孙思邈所言:"夫大医之体,欲得澄神内视,望之俨然。宽裕汪汪,不皎不昧。"医生要给患者以稳重、端庄、自信、可靠的感觉,从而有助于患者树立战胜疾病的信心。反之,如医生漫不经心,随手下针,甚至一边与旁人谈笑,一边进针操作,轻则降低疗效,重则产生医疗事故。

医者的治神与守神不仅指临证之时,更要在平时不断修炼,要不断提高自己的精神境界,如孟子所说的"养吾浩然之正气"。这样,一切杂念和世间的烦恼就不会萦绕于心,临证时,就会迅速进入守神的状态,从而便于"以意领气"。其实,练习武术甚至练习书法也能修身养性,从而达到治神之目的。

(三)功力

特定的体力状态就是运用所练的功力,融合到针刺操作过程中。功力又分内功和外功,一般来讲,内功是外功的基础,外功主要是指动功或拳术,针灸师应该内外功兼修。关于针灸时要运用功力,《内经》中已提及,如上所说的"知养身"即是。《素问·宝命全形论》强调:针刺时要"手如握虎",没有深厚的功力,怎能有握虎之力呢?历史上,声名卓著的针灸大家多重视内功的修炼,如华佗、孙思邈、马丹阳、杨继洲等,近代则有黄灿、承淡安、郑毓琳等人。现择要介绍部分针灸师的医功事迹,以期引起人们对此事的重视。

黄灿(1850—1917),号石屏,祖籍清江县(今江西省樟树市)大桥乡程坊村。父亲黄良楷是清道光元年(1821)武举人,武艺高强,在山东做官20余年,以平剿捻军"有功",升迁泰武临道。御医聂厚生精于针灸,遇有疑难病症,一针奏效,黄良楷深为敬佩,请聂授徒。聂厚生从黄良楷的14个子侄中,选中最小的一个作为自己的徒弟,这就是黄石屏。石屏先后得到父亲、圆觉长老等人的指点,武功和针术都日渐纯熟。黄石屏自30岁起,在淮阳富安任盐务官10年。任职时,他常常用针灸方便百姓。由于他生性恬淡豪爽,厌于官场迎送,终于弃官行医,在上海、扬州、南通一带以"江右金针黄石屏”挂牌治病。黄石屏针法高超，举凡风劳臌膈、耳聋、霍乱、痹证、癫证、调经、定胎、无嗣或绝育等，无不应手奏效。苏、扬、沪求医者络绎不绝，有口皆碑。

清末状元、实业家张謇患腿疾，经黄石屏一针一灸而霍然若失，后他的阳痿也经黄石屏治愈而得子。袁世凯患偏头痛已经多年，群医束手无策。民国二年（1913 年），由张謇引荐，黄石屏到京以金针疗之而愈，深得袁世凯赏识，题“一指回春”匾相赠。黄石屏还曾为著名武术大师霍元甲治过病。他多次替外国人针好痼疾，那些开始不相信针灸、点穴的外国人，最后都对黄石屏的针术、点穴佩服得五体投地。

据《黄氏家传针灸》一书介绍，黄石屏的针用纯金打造，其针软细而长，最长的达一尺三寸，最短的也有四寸，一般隔衣进针，因此不用内功是不能入穴的。进针之时，石屏凭借少林拳术和内外气功，将全身精、气、神三宝运于二指之上，将针穿衣入皮，直达病所。因此，黄石屏能取得非凡的针灸疗效，主要得益于他深厚的武术功底。

郑毓琳，是我国现代卓越的针灸家之一。他一生秉承家学，勇于创新，成功地将内功与中国传统针灸针法相融合，形成了一套独具特色的郑氏针法，用于治疗眼疾重症等疗效超群，受中央首长重托多次给友邦领导治愈顽疴，誉隆四海。郑毓琳认为，针刺与内功相结合，不仅进针无痛，而且易于体察针下气感，易于得气和气至病所，疗效高于单纯针刺，他告诫学生：许多身怀绝技的针灸家都是有很深气功造诣的。

近代著名针灸家承淡安先生，也十分强调内功修炼的重要性，他曾论述：“以前的针灸家在修习针术时，最主要的就是练气和练指力，这几乎要占去三分之二的学习时间。练气称为修内功。”“先父在日谆谆以练气为嘱，由于先父不能说明为什么要练气，因而不能引起我的信心，在临床治验上，我总不及先父的针效。久后相信先父所教，注意练气，针效果然大增，所以在 1935 年从日本归来办针灸讲习所时，在课程中加入了练气练针一课。”“神针黄石屏衣钵弟子与我神交多年……承叶君告以魏君每天练拳术与气功，及以针钻捻泥壁，历久不断，修炼相当艰苦，成效也很巨大。”“以前有点穴术，完全凭他平素练习的指力，能在不知不觉间，在别人要穴上轻轻地按上一按，即能使人受伤，甚至死亡。”承淡安先生为使学生重视内功修炼，曾托名紫云上人，以强调内功修炼在针刺中的重要性，其练功歌诀曰："运针不痛，端赖养气，养气不足，其功不著，养气之道，寅时起身，端坐蒲团，两足盘起，手按膝上，腰直胸挺，口闭目垂，一如入定，无思无虑，一心数息，自一至百，反复无间，行之卯时，振衣始已，积日累月，不息不间，气足神旺，百邪不侵。"学生修炼内功之后，疗效都有明显提高。

现代针灸教育，由于缺乏对医功作用的认识，没有练针练功的课程，这直接影响针灸临床疗效，有鉴于此，我们必须对医功的作用有一个正确的认识。

（四）医功的作用

首先，医功的修炼，可以减轻进针时患者的疼痛。武术内家拳法讲究螺旋力，其特点是力量深透和方向稳定，在进针的瞬间也是呈螺旋状刺入的。在针刺之时，要求施术者神不外溢，意不露形，周身放松，沉肩坠肘，气贯周身，运力指端。以武术轻微的发力动作，轻松自然地将针送入人体，患者多无痛感，这样容易取得患者的配合，临床疗效也会更好。否则部分患者因惧怕疼痛而紧张不已，影响得气和感传的产生，甚至中断治疗，使得一些针刺有很好疗效的患者失去了治疗机会，这是很可惜的。

其次，医功的修炼，可以使医者的正气通过针刺传导到患者体内，便于调动患者的经络之气，便于驾驭经气，气至病所也就更容易了。临床实践证明，针刺得气是取得疗效的基础，而气至病所则可显著地提高疗效。就如《灵枢·九针十二原》所说："刺之而气不至，无问其数，刺之而气至，乃去之，勿复针……刺之要，气至而有效，效之信，若风之吹云，明乎若见苍天，刺之道毕矣。"气至病所针感的产生，一方面与患者的机体状态和对针刺的敏感程度有关，另一方面，也是主要的一面，与施术者的操作技术有关。如取穴准确、手法熟练、内功深厚，则可促进感传的产生，从而容易取得满意的疗效。

再次，医功的修炼，可以提高医者对气感的敏感性，更好地体察针下感觉，以便于补虚泻实。《灵枢·终始》说："邪气来也紧而疾，谷气来也徐而和。"所谓"紧"是指针下紧涩的感觉，"疾"则指来去突然、匆促的感觉，必"紧而疾"方能称之为邪气。什么是"谷气"？谷气即指正气，因人体正气有赖于水谷之气的滋养，正气在针下给人的感觉是徐缓而柔和。正气可分为营气、卫气等，正气在经脉中运行则为经气，因营行脉中，故这里所指的谷气多为营气。卫气虽行于脉外，但有时也可运行至针下，这时易于和邪气混淆，因卫气剽悍滑疾，有似于邪气之疾。但卫气疾而不紧，如以为“疾”就可泻之，则易误伤正气。邪正既明，则补泻有据，遇邪气则泻之，遇正气则补之，这样疗效自然就提高了。

高深的医功不是人人可以达到的，但“治神”，即精神修炼是人人可以做到的，身体锻炼也是人人可以做到的，譬如举举哑铃、练练臂力等，这些都可以增加人们的医功。针灸医生一般都有这样的体会，当我们的心情不佳或精力不足、身体不适时，针刺患者的效果就会差些，这实际上就是针灸师的医功下降了。针灸医生能较早成名，这与年轻时精神饱满、精力旺盛因而医功相对较高有关。因此，我们不必把医功看成是高不可攀的东西，而是每个针灸医生都可以实践和提高的。

三、中医是巫术吗

笔者曾在网上发现一些学了一点现代科学知识但不懂中医的人在攻击中医，把中医与巫术联系在一起，这其实是他们不懂中医治病的原理，不懂中医治病的战略、战术。反中医人士即使看到中医治好了西医治不好的病，或者认为是碰巧，或者认为是中医用了巫术。那些认为中医是“伪科学”的人也不想想，为什么中医总是能“碰巧”治好病，而没学过中医的人能经常用中医药“碰巧”治好病吗？

想当年，中学数理化成绩优秀的我，顶礼膜拜牛顿、爱因斯坦等西方科学家，没曾想高考没考好，学了中医。初学中医，我对中医的第一印象是“中医不科学”。当时觉得阴阳学说倒是类似辩证法，但五行学说太牵强附会，循环往复，怎么说都有理，不能被证伪，因而不是“科学”的东西。中医的许多概念含糊不清，一个概念既有狭义又有广义，一个概念有时有几种说法，概念之间又有交叉。阴阳五行和这些中医概念构成了中医理论的基石，对习惯于严谨的西方数理逻辑思维和实验研究的人来说，中医理论确实难以被接受。

但中医确实能治病，特别是能治好一些西医治不好的病症，这些事实让我深思。学哲学时接触黑格尔的“存在即合理”这一命题，这句话应该这样理解：凡是存在的事物一定有其存在的理由，中医的存在也一定有其存在的理由。实用主义哲学的命题是“有用即真理”，我的积极理解是“有用必含真理”，中医是很有用的，它一定含有真理，即含有科学性。

认为中医理论是伪科学的人主要是没弄懂中医理论的核心思想和诊治疾病的范式，被阴阳五行所迷惑，对天人合一的简单类比嗤之以鼻。阴阳学说就是朴素的辩证法，它指导的医学在大方向上把握了生命与疾病的本质。阴阳学说不仅是中医的哲学指导，它还深入具体的中医概念中去。五行学说在中医里，古人首先要表述的是，人是一个有机的整体，各器官之间是相互依赖、相互制约的；其次，五行学说是作为构建五脏为中心的藏象学说的脚手架；再次，五行学说是作为积淀、归纳医疗经验的网格；最后，五行学说作为中医的说理工具，大多数人对五行学说的认识非常肤浅，只看到它牵强、机械、循环的一面。更有愚者，对五行的含义仅从现代的字面意义上来理解，如认为“水”就是我们日用的水，金怎么能生水呢？由此来断定五行学说的荒谬。“金生水”其实要表达的是，金属一类的固体物质在一定条件下会转化成液态。

中医人员中也有过度信奉五行学说的，不能正确理解五行学说在中医里的作用，把五行学说作为推理的工具、自圆其说的工具，这样的人在临床上是难以进步的。

我们不要低估祖先的智慧，他们在两千年前受科技条件的限制，受儒学伦理的束缚，在人体解剖不能搞清生理、病理的情况下，运用了大致相当于现代控制论中“黑箱理论”，不管人体内部构造的细节，仅从输入输出（症状与治疗反应）来推测人体的内部结构，构建一套模型——脏腑经络学说，这套模型和现代解剖所揭示的人体的真实结构可以说是“异构同功”。因此，中医的脏腑和西医的内脏虽然在名称上基本一致，但内涵却有很大的不同。如中医的肾，不仅包括解剖上的肾，还包括一部分泌尿生殖系统、神经内分泌系统的功能，中医的肾虚并不一定表明西医的肾功能有问题。中医的这套模型是在古典哲学的帮助下对中医治疗经验的反复归纳、总结而成的，它通过历代中医不断地修正、发展、充实和检验，因而在今天还能有效地指导临床实践。我们一定要明白，中医的脏腑经络学说不是解剖的产物，它是一种假说，是纯粹为临床治疗服务的，所以中医非常强调理、法、方、药的一致。

由于中医不像西医是实证、实验的产物，由于古典哲学渗透到具体的医学理论中，因而不可避免中医概念的模糊性和歧义性，如中医有各家学说，但由于人体的复杂性，并不妨碍“异曲”而“同功”。

攻击中医理论是伪科学的人只看到中医概念的模糊性和歧义性，只以为五行学说是中医理论的核心，不知道中医理论是在哲学外衣包裹下的一种独特的治病范式。关于中医科学性的争论过一段时间就会爆发一阵，其根本原因在于——中医理论是看起来像伪科学的真科学！

四、辨病、辨经、辨证相结合

针灸治疗的特点就是具有很强的针对性，它可以直达病所。针灸治疗不是局部取穴就是远道取穴，局部取穴那就可以直达病所，远道取穴要循经，根据“经络所过，主治所及”的原则，选取通过病灶的经络的相关穴位，然后运用手法努力使“气至病所”，从而达到治疗目的。因此，针灸治疗，无论取穴的部位在何处，指向都是针对病所或病灶。从临床实践看，凡是有明确病灶的普通疾病，针灸疗效一般都好，经常可以做到立竿见影。显而易见，针灸治疗的第一步就是认清病所，认清病所就是辨病的主要内容。

病的概念有中西医之别，中医大都以某个典型症状为病名，如胃痛、咳嗽等，而西医多从微观病理的角度来认识疾病，对疾病的性质认识较为清楚，对病灶的认识细致入微。毋庸讳言，西医对具体疾病的认识优于中医。针灸的辨病主要应该是辨西医之病，我们应该借助于西医学的知识和检查手段，尽量认清病灶之所在。

症状是疾病的表现，症状表现处往往是病灶的所在处，所以似乎针灸治疗就是对症治疗。但有时症状表现处并非病灶的所在处。如小腿某处的疼痛、麻木，有时并非小腿局部的病变，而是腰椎间盘突出压迫脊神经的表现；肩痛并不一定是肩部局部的病变，有可能是心脏病甚至是肺癌的一种表现，若仅仅是对症治疗，有可能没有效果，甚至延误病情。因此，我们要牢记，针灸治疗不仅仅是对症治疗，更主要是针对导致各种症状的疾病的治疗。

辨经，通常又叫作经络辨证，是针灸医生根据各经脉的循行部位及其异常变动（《黄帝内经》中经常根据各处脉象的异常变动来判断哪条经脉失调）时所发生的征象来确定与疾病相关的经脉，由于针灸治疗有“经脉所过，主治所及”的规律，因此选用相关经脉循行线上的腧穴来进行治疗。例如上述的头痛，可按疼痛的部位及通过经络诊察发现的异常现象来确定是太阳头痛还是阳明头痛等类型，然后按经来选取一定的穴位，疗效就可以明显提高。再如牙痛，由于手阳明大肠经循行到下齿中、足阳明胃经循行到上齿中，因此，上牙痛多选用在胃经上的内庭穴、下牙痛多选用大肠经的合谷穴。如果牙痛同时伴有侧头部胆经腧穴的压痛反应，则中医学认为是胆经失调或有胆火窜入阳明经导致了牙痛，这时可取侧头部胆经穴，或足背上胆经的泻火穴侠溪等。若牙痛隐隐，牙齿松动，太溪穴处有压痛或其他异常表现，这说明牙痛是由肾经虚火上炎所致，可取肾经原穴太溪来治疗。

为什么要辨经？辨经的目的主要是选取远道的有效穴。运用辨经施治首先要明确病灶所在（也就是说要在辨病的基础上进行），其次是熟悉经过病灶或病灶周围的经络、经筋、经别等，然后在相关经脉上运用审、切、循、扪、按等方法，对经脉循行经过的部位进行检查，检查的内容包括异常的感觉反应，皮肤色泽的变化，局部的凹陷、凸起、肿胀，皮下的结节、条索状物，血络的异常，脉动的异常等。这些异常变化反映了经络病变，是临床针灸选经、选穴的主要依据。由于与病灶联系的经络往往有多条，且经络之间有广泛联系，如果不进行认真辨经，选穴时就会比较盲目、随意。对没有具体病灶的疾病，经络诊察显得尤为重要，只有在病经上选取穴位，针灸针对性强的特长才能得到发挥。《灵枢·经脉》所载的“是动则病”“所生病”是古人观察到的经脉病候，对辨经施治有一定的参考价值。现代运用经络电测定法，探测经络、腧穴皮肤导电量或电阻值的变化，也有助于辨经施治。总之，辨经施治是针灸治疗的主要特色。

通过辨病、辨经，一般就可以确定针灸治疗的主穴，即使不再辨证，针灸治疗也可以取得一定的疗效，这是临床上许多针灸医生的体会。国外许多针灸师不懂中医辨证施治，照样用针灸疗法可以治病。但若使用中药治病，不根据中医辨证施治的原则，则疗效一般不会高于西药，副作用也会明显增多，这就是中药疗法和针灸疗法的一个重大区别。

这是不是说辨证对针灸来说是可有可无的呢？不是！辨证也是针灸疗法的重要内容，它至少可以提高针灸的疗效。辨虚实，可以确定针灸不同的补泻手法，对选穴也有一定的意义，如气海、关元、足三里等穴位对纠正人体的虚弱状态有明显的益处。辨寒热，可以确定不同的针灸方法，如寒证用灸、用火针，热证用刺血的方法等。运用脏腑辨证的方法选取相应经脉上的穴位，笔者一般作为配穴使用，有助于提高针灸疗效。我们在临床上可以看到，一些简单学习了针灸疗法后行医的人，只满足于某穴治疗某病或某法治疗某病，疗效往往时好时坏，不如有深厚中医理论素养的针灸医生疗效高，这就是有没有贯彻辨证施治精神的差别。

总之，辨病、辨经、辨证是针灸治疗的三个基本前提，明确三者各自的价值对于提高针灸临床疗效具有重要意义。一般来说，辨病，主要是辨西医之病，是针灸治疗的基础；辨经，主要包括经络诊察，是针灸治疗的特点，大部分疾病的治疗需要辨经，但在某些以局部治疗为主的情况下则可以不辨经；辨证是中医的特色，若在治疗中无证可辨也不必强求，但若是整体功能失调所导致的疾病则一定要辨证，同时要辨经。因此，一个技术合格的针灸师，必须辨病、辨经、辨证三者结合运用，否则疗效必然受到影响。

五、一针、二灸、三用药

由于针灸不是给予人体具体的物质，而是一种刺激，刺激经络穴位，从而调动人体本身具有的抗病能力来达到治疗疾病的目的，故而针灸较大地依赖于人体自身的康复功能。若人体本身的抗病能力低下，或外邪过于强大，则针灸的作用就难以发挥。《灵枢·邪气脏腑病形》曰：“阴阳形气俱不足，勿取以针，而调以甘药也。”这就是说正气太虚时，针刺不宜，要用具有甘味的补药来调理。因为正气不足，针刺就失去赖以发挥作用的基础了。另外，邪气过盛，正气相对太弱，针灸也难以取得好的疗效。例如严重的细菌感染，针灸虽然能激发免疫功能间接杀菌，但正邪实力悬殊，不能控制住感染，不如用针对性强的抗生素来直接杀灭细菌更好。总之，在正气太虚或邪气太盛，即大虚大实时，笔者会结合药物来治疗。中药在扶正祛邪方面很有优势，可以常用来配合针灸治疗。

《内经》曾说“毒药治其内，针石治其外”“微针治其外，汤液治其内”，意思是针刺主要治疗躯体的疾病，中药主要治疗内脏的疾病。这是那个时代认识的局限，现在我们知道针刺也是可以治疗内脏疾病的，但中药治疗内脏疾病仍有较大优势，故笔者认为，治疗内脏疾病针药结合是最好的方法。笔者在治病时遵循孙思邈的“一针、二灸、三用药”原则，遇病先用针（包括火针），效果不佳时加灸或放血，效果还不佳时就加中药，偶尔加西药。但有的病为了提高疗效，开始针药结合来治疗。另外就是患者没有时间经常来针灸，如一周、二周才来针灸一次的，那就必须加用中药来巩固针灸疗效及继续治疗。针灸和中药同时运用时，针灸的刺激量和中药的剂量都可以适当减少一些。这也意味着畏针的人，针刺时可以轻刺激，但要加用中药；担心药物副作用的人，可以在加用针灸的基础上减少一些药量。

总之，针灸和药物，各有所长，应该根据不同的情况、不同的疾病、不同的个体灵活运用，针药结合，才能取得最佳的疗效，正如孙思邈所言：“知针知药，固是良医。”

六、热证是否可灸

艾灸，依其火热之性可以温经通络、行气活血、祛湿散寒，治疗寒证，天经地义，但对于热证是否可以用灸，历来就有“热证不可灸”和“热证可灸”这两种观点。

“热证不可灸”的代表人物是汉代医圣张仲景，他把热证用灸的不良后果描述得比较可怕，如《伤寒论》第119条说：“微数之脉，慎不可灸，因火为邪，则为烦逆，追虚逐实，血散脉中，火气虽微，内攻有力，焦骨伤筋，血难复也”。他认为阴虚内热之体，应忌用灸法，因艾火易伤津液，可导致阴血枯耗而形成焦骨伤筋的严重后果。《伤寒论》115条云：“脉浮，热甚，而反灸之，此为实。实以虚治，因火而动，必咽燥吐血。”其认为实热之证不可用灸补阳，否则会伤阴动火，迫血妄行。张仲景的观点对后世影响很大，成为现代针灸临床的主流观点。

认为热证可灸的人也不少，唐代孙思邈所著《备急千金要方》和《千金翼方》，不仅从理论和临床上确立了灸法的一些基本原则，而且把灸法的适应证扩大至未病、急症、热证等。如《千金翼方·卷二十八》曰：“凡卒患腰肿，跗骨肿，痈疽节肿风，游毒热肿……即急灸之，立愈。”《备急千金要方·卷十四》曰：“小肠热满，灸阴都，随年壮。”《备急千金要方·卷十九》曰：“腰背不便，筋挛痹缩，虚热闭塞，灸第二十一椎。”这些都说明热证是可以灸的。金代刘完素认为灸法有“引热外出”和“引热下行”的作用，主张热证用灸。实热证用灸法属于“引热外出”法；寒热格拒用灸法属于“引热下行”法。元代朱丹溪完善了“热证可灸”的理论，认为热证包括实热与虚热，并把灸法用于热证的作用归纳为“泄引热下”“散火祛痰”“养阴清热”三个方面。明代龚居中在《炉火点雪》中明确指出：“灸法去病之功难以枚举，凡虚实寒热，轻重远近，无往不宜。”而至《灸绳·灸赋》，更加阐明了热证可灸的机理：“虚热用灸，元气周流；实热用灸，郁热能瘳；表热可灸，发汗宜谋；里热可灸，引导称优……火郁宜发……同气相求，开门逐贼，顺水行舟。”虞抟《医学正传》和汪机的《针灸问对》都对热证可灸进行了解释，如《医学正传》说：“虚者灸之，使火气以助元阳也；实者灸之，使实邪随火气而发散也；寒者灸之，使其气复温也；热者灸之，引郁热之气所发，火就燥之义也。”以上说明古人对灸法是很推崇的，运用范围十分广泛。

笔者以为，张仲景所说的热证不可灸，主要是针对全身性的热证；而后世所说的热证可灸，则主要针对局部性的热证，如外科疮疡疖肿，或寒热夹杂证，或寒热格拒证，或阴阳俱虚证。如此看来，两种观点其实并无多大矛盾。对全身性的实热证或虚热证，一般不用灸法，或至少要在运用清热药或养阴清热药的前提下才能用灸；对其他情况的热证可以用灸，但要注意灸量和操作方法，以及与其他方法的配合运用。

笔者在临床上广泛用灸法，对于热证，一般配合刺血疗法，特别常用耳尖放血，因为火性炎上，无论实火还是虚火，均可升腾向上，出现上焦、头面部的一些症状，而耳尖放血对此类症状有很好的疗效。笔者在临床常遇到“上热下寒”的患者，即有口舌易生疮，咽喉易肿痛，或伴心烦易怒，但同时有胃寒腹凉，下肢发冷。此种人服凉药“去火”，则胃寒受不了，腿脚更冷，吃温药或辛辣食物，则很容易上火，因此左右为难，十分痛苦。对此，笔者常在下肢的穴位用灸法，收到了很好的效果。因为艾灸可以引火下行，促使阴阳达成平衡。

七、面瘫的治疗经验

有的人认为面瘫初期不宜做针灸治疗，主要是看到了部分患者针刺后病情加重的现象，因而主张面瘫进入恢复期再行针灸治疗；也有的针灸师看到面瘫患者初期症状呈进行性加重，怕过早治疗仍不能立即扭转这种加重的趋势，担心患者认为越针症状越重是由于医生的水平不行，因而主张干脆等面瘫进入恢复期再行针灸治疗；还有一些人以为针灸只是一种康复方法，只适用于各种疾病恢复期的治疗。

对于第一种情况，只要患侧面部不刺或少刺、轻刺，即可避免；对于第二种情况，只要做好患者的解释工作就可以了，大可不必因噎废食；对于第三种情况，应该让人知道，针灸是一种激发人体本身抗病能力的方法，具有广泛的良性调整作用，可用于各种疾病的各个阶段。

实践证明，对于周围性面瘫，针灸治疗越早疗程越短、后遗症越少。笔者的做法是，面瘫初期（7 ～ 10 天）患侧面部仅用一针，地仓透颊车，刺入即可，不做任何手法，耳后较痛者，加用风池穴或翳风穴。远端穴主要用合谷、太冲穴，可以用较强刺激，有针感传导更好。此时宜配合中药汤剂，用牵正散加味，寒证加防风、白芷、羌活、桂枝之品，热证加金银花、连翘、桑叶、菊花之属，有病毒感染加大剂量蒲公英、紫花地丁之类。可用维生素 B_1、维生素 B_{12} 类神经营养药做穴位注射，效果要比肌内注射好。激素的运用并非必要，输液治疗更是不必要。

面瘫初期的调养非常重要，有三点要注意：一是休息，即要保证患者充足的休息时间，防止体劳、心劳、房劳；二是保暖，患部不能受凉，风寒天气外出要戴口罩；三是饮食，不能食辛辣刺激之物，忌烟酒。这三点做不好，将会严重影响治疗，延长疗程。这三点注意要贯彻整个面瘫治疗期间，尤以初期更为重要。

患者面瘫症状开始好转，即进入了恢复期。此时患侧面部可以针刺了，穴位应由少到多，刺激应由轻到重。笔者坚持以最小刺激、最少痛苦，获取最大疗效的原则。对于轻型面瘫，只用地仓、合谷、太冲三穴即可治愈。面瘫症状恢复较慢时，再逐步增加患侧面部的穴位，针刺不必深，针感不必强。当患者症状明显减轻时，再逐步减少用穴，最后只剩地仓、太阳、合谷穴，巩固治疗数次可收全功。用穴的特点是少→多→少，这样可以较好地调动机体的抗病能力，并尽可能地减轻患者的皮肉之苦。恢复期的中药治疗，多用牵正散合桃红四物汤为主方，再根据辨证加减治疗。以上做法对于中度的面瘫患者，一般在 4 ～ 6 周即可治愈。

所谓顽固性面瘫，主要是指高位（损害平面在面神经管及以上部位）的面神经损害及严重的面神经损害（同一面神经节段，面神经的损害也有轻重的不同）。从临床症状来判断，患侧面神经完全瘫痪，伴有严重的耳后疼痛、舌前 2/3 味觉减退、患眼干涩、听觉异常及眩晕的患者，可能是难治的面瘫，以上伴发症状越多越难治。从中医辨证来判断，风寒型面瘫易治，风热型面瘫次之，肝胆湿热、肝肾亏虚、气血不足、瘀血阻络等型均较难治。此外，面瘫早期的失治、误治、调养失当也可造成顽固性面瘫。年龄较大、体弱多病，伴有严重高血压、糖尿病的面瘫患者，治疗难度将加大，疗程会较长。

对于难治性面瘫，除了中药、针灸整体辨证调治外，笔者多采用以下方法。①穴位注射法：用维生素 B_1、维生素 B_{12} 类神经营养药穴位注射，畏痛者仅用维生素 B_{12} 注射液进行穴位注射也可，用弥可保、腺苷钴胺注射液更好。局部和远端穴结合运用，远端穴多用足三里、阳陵泉。各穴轮换使用，每周治疗 3 次，少则 2 次。此法适宜工作较忙的中、青年人。②患部浅针多刺：面部所有穴位交替使用，每次用 2 个穴位温针灸。此法适宜偏虚、偏寒的患者，每周治疗 3 ～ 5 次。③火针治疗：用细火针广泛点刺患部腧穴，然后再用浅针多刺法。此法贺普仁教授多用，适宜治疗顽固性面瘫，每周治疗 3 次。④适当针刺健侧面部腧穴：以调动健侧的经气来促进患侧的恢复。以上各法可综合运用。

对于睑裂较大、眼睑开合困难的患者，笔者均采用三阴交温针灸，此法源于《眼科锦囊》，书中曰:“上睑低垂，轻症者灸三阴交。”对于鼻唇沟浅者，可针或温针灸后溪穴。此外，要嘱患者进行瘫痪面肌的功能锻炼。对于有高血压、糖尿病等疾患的患者，要积极控制原发病。经上述处理，只要坚持治疗，发病半年以内的顽固性面瘫患者大都能逐步恢复正常。对于难治性面瘫，要实事求是地交代患者，疗程可能会很长，必须做好打持久战的心理准备，不能四处乱治，这样往往欲速则不达。

八、黄褐斑的针灸治疗

造成黄褐斑的原因大致有精神压力过大、内分泌失调，妇科病，肝肾病，结核病，缺少维生素，化妆品等局部化学物刺激，服用某些药物如避孕药、磺胺，以及某些治疗高血压、糖尿病的药物。在治疗黄褐斑之前，要尽量去除病因，如停用口服避孕药等，这样治疗起来才能事半功倍。

（一）辨证分型

中医针灸治疗黄褐斑，要进行辨证分析，所谓“证”就是某种特定的病理状态。黄褐斑大致有以下几种证型：

1. 肝气郁结

中医的肝主管调节情绪和气血的运行。情绪过激可以伤肝，相反，肝病也可以使情绪失调，中医称之为肝失疏泄、肝失条达，从而影响气血的运行，导致颜面气血失和、气滞血瘀而发病。

2. 脾胃失调

脾胃失调主要指消化系统功能失常，营养物质不能正常吸收，导致气血不能润泽于颜面而发病。

3. 肾虚精亏

中医学认为，肾为先天之本，肾中精气是生命的原动力，是气血的来源之一，同时肾主水液代谢，分清泌浊。如果某些原因损伤了肾，那么一方面肾中精气不能荣养于面，另一方面由于体内毒素不能正常排泄，浊气上犯也可以导致面部发生黄褐斑。

（二）治疗方法

针灸对于以上三种类型的黄褐斑，均有相应的穴位可以运用，通过调节脏腑、经络、气血，从“本”治疗黄褐斑。除了用体穴进行全身调整外，针灸还有以下一些特殊的方法用来治疗黄褐斑。

1. 局部围刺

用短细毫针在面部皮损中心直刺 1 针，在皮损的外周斜向中心围刺多针，可疏通局部气血的运行。

2. 耳穴治疗

①耳穴贴压，可选耳穴内分泌、皮质下、肝、脾、肾、胃、肺、耳中、面颊、内生殖器、交感等穴。②耳穴刺血，可在耳尖、耳背静脉点刺出血数滴即可。③耳穴割治。可在相关耳穴上用手术刀轻轻划割出血，然后用特制的药粉敷上，发挥针和药的双重作用。

3. 刺血拔罐

可在后背上部脊柱两侧的皮肤上寻找一些特殊的斑点，用三棱针挑刺或皮肤针叩刺至局部微微出血，然后用玻璃罐闪火法拔罐 10 分钟左右。

黄褐斑除了针灸治疗外，日常的调护也是很重要的。首先要保持精神愉悦，避免不良情绪，生活作息要有规律；其次要有适度的运动，有氧运动和出汗有助于新陈代谢，有助于体内有毒物质的排泄；再次，饮食要适宜，勿食油腻辛辣的食物，戒烟少酒，多吃一些富含维生素 C 的水果、蔬菜；最后，应避免日光照射，阳光灿烂的日子外出时应注意遮挡，或涂防晒霜、遮光剂，但要避免使用劣质化妆品和外用药。

九、针灸减肥的主要机理

针灸减肥比较安全，是一种日益受到欢迎的绿色疗法。那么针灸是通过什么方式达到减肥目的的呢？首先我们要明确，只有进出人体的能量达到负平衡，也就是说只有吃得少、消耗和排出得多才能使体重下降。针灸正是在这两方面都有作用。

其一，针灸有抑制食欲的作用。适宜的针刺或耳穴刺激可以使基础胃活动水平降低、餐后胃排空延迟，并有抑制胃酸分泌的作用，从而减轻饥饿感、降低食欲。

其二，针灸能促进机体新陈代谢。针刺可增强患者下丘脑—垂体—肾上腺皮质和交感—肾上腺髓质两个系统的功能，促进机体新陈代谢包括脂肪代谢，从而消耗积存的脂肪。同时针灸通过调整脏腑的功能，提高了人体的活力，从而使胖人有精神和体力参加体育活动，促进新陈代谢和能量的消耗。

从中医角度来说，针灸能够通过疏通经络，促进血液循环，排除淤积在人体的痰湿，这样也可以降低体重。针灸减肥的机理是多方面的，这里只是举其要而已。

十、如何保证充足的奶水

母乳喂养的重要性已为越来越多的母亲所知晓，对此我们不再赘述。这里要介绍的是如何保证充足的奶水，只有全面了解缺乳的原因，才能更好地解决这个问题。

（一）缺乳的原因

1. 不良情绪

任何不良情绪如忧虑、惊恐、烦恼、悲伤、抑郁都会减少乳汁的分泌。

2. 过早添加奶制品或其他食品

这是造成奶水不足的主要原因之一。由于宝宝已经吃了其他食物，不易感觉饥饿，便自动减少吸奶的时间，如此一来，乳腺便会自动调节，减少产奶量。

3. 喂食时间过少

有些妈妈限制哺喂的次数，或者每次喂食时间过短，这些都会造成母乳产量减少。事实上，哺喂母乳不必有固定的时间表，宝宝饿了就可以吸吮，每次哺喂的时间也应由宝宝自己来决定。需要注意的是，有时候宝宝的嘴巴离开妈妈的乳头，可能只是累了想要休息一下、喘一口气，或是由于外界的刺激，出于好奇想要观察一下周围的环境等。

4. 营养不良

妈妈营养不足或饮食不当，或营养不平衡，或食欲不好，或饮水不足，或节食减肥等均可影响奶水的产生。

5. 人工挤乳器损坏或不当使用

有的妈妈已经恢复工作，使用挤乳器挤出母乳喂食宝宝，有时却越挤越少，此时应先检查人工挤乳器是否损坏。要注意人工挤乳器并不像婴儿嘴巴的吸吮那般具有增加母乳产量的能力，因此在挤奶的时候要注意方法、保持耐心。

6. 药物影响

妈妈若服用含有雌性激素的避孕药，或因疾病正接受某些药物的治疗，有时会影响泌乳量，此时应避免使用这些药物。在就医时，应让医师知道你正在授乳期。

7. 母亲疲劳

哺乳工作是十分耗费精神及体力的，若母亲休息不好、睡眠不足，或加上其他工作和家务使其过于疲劳，则可影响奶水的产生。

（二）应对办法

了解了缺乳的原因后，我们就可以进行有针对性的解决，以下三点尤其重要。

1. 保持乐观的情绪

母乳喂养需要得到家庭尤其是丈夫的支持，帮助母亲树立母乳喂养成功的信心，使母亲感到能用自己的乳汁喂养孩子是伟大的事业，应感到自豪和快乐。若嫌喂奶麻烦、太累，不情愿，则乳汁就会减少。若有产后抑郁症表现，则应及早进行心理甚至药物干预。

2. 养成良好的哺乳习惯

应及早开乳，有研究认为，早期母乳有无及泌乳量的多少，在很大程度上与哺乳开始的时间及泌乳反射建立的迟早有关。有人通过比较，发现产后一小时内即予哺乳，产妇的泌乳量就会较多，哺乳期也会较长。应按婴儿的需要勤哺乳，婴儿对乳头的吸吮可通过神经反射刺激脑垂体分泌大量的催乳素，使乳汁分泌增加。一侧乳房吸空后再吸另一侧。若婴儿未吸空，应将多余乳汁挤出。若无必要，不要过早地给婴儿添加奶制品或其他食品，以免抑制乳腺分泌。总之，要最大限度地调动母亲自行泌乳。

3. 保证充足的营养

母亲少食多餐，多吃新鲜蔬菜、水果，多食催乳食品，如花生米、黄花菜、木耳、香菇、鲫鱼汤、黄豆猪蹄汤等保证充足的营养，但也不能过于滋腻，要保证良好的食欲，必要时可予中药调理。应鼓励散步等简易运动。要注意补充水分，多饮豆浆、牛奶、杏仁粉茶、果汁、原味蔬菜汤等。这样乳汁才会既充足又富含营养。

（三）按摩方法

如果通过上述方法乳汁仍然不足，那么我们还可以采用自我点穴按摩的方法来促进泌乳。中医学认为，乳汁由气血化生，而肝气参与疏泄与调节，因此缺乳多因气血虚弱，另外也有因肝郁气滞，痰气壅滞导致乳汁不行者。气血虚弱为虚，肝郁气滞、痰气壅滞为实，缺乳首辨虚实。

虚者，乳汁清稀，乳房松软不胀，或乳腺细小；实者，乳汁稠浓，乳房胀满而痛。中医治疗缺乳以通乳为原则，虚者补而通之，实者疏而通之。

《胎产心法》云："脾胃气旺则乳足。"因此无论虚实，我们都可以点按胃经要穴足三里，一般可以用中指点按左右足三里各 1 分钟，局部有酸胀感觉为好。治疗缺乳以通乳为原则，因此无论虚实我们都可以在胸部正中和乳房周围轻轻按揉数分钟，以膻中和乳根穴为重点。

虚者，加点按肺俞、心俞、脾俞、胃俞、三阴交，左右穴各 1 分钟，1 日 2 次。

实者，加点按膈俞、肝俞、内关、期门、太冲，左右穴各 1 分钟，1 日 2 次。同时可擦双胁 3 ～ 5 分钟。

有痰气壅滞者（一般多见肥胖、胸闷、腹胀、舌苔厚等症状），加点按中脘、左右丰隆穴，各 1 分钟。

（四）针灸方法

1. 处方

主穴：膻中、少泽。

配穴：气血不足加足三里、脾俞、肝俞，脾胃虚弱加中脘、足三里、三阴交，肝气郁结加内关、乳根、期门、太冲。

2. 操作

膻中平刺 2 ～ 3 寸，以得气为度；少泽点刺出血数滴。足三里温针灸，余穴毫针刺，以得气为度。

十一、腹针联合火针的临床体会

火针是笔者擅长的针法，腹针是笔者喜欢的疗法。由于近年来治疗的病症日趋复杂和多样化，深感单一的方法难以应付顽症痼疾和多种同时存在的病症，因此笔者往往采用多种针法联合运用，例如火针和腹针，发现这样做较单一的针法可以取得更好的临床效果，也更受患者的欢迎。

（一）方法

先用细火针按照腹针处方的要求，点刺一遍腹针穴位，然后再按照体针的方法常规针刺。

（二）适应病症

一般在以下情况采用火针和腹针的联合运用：①病情顽固、合并病症较多。②病痛在后面的颈、背、腰腿部。③虚寒病症。

由于笔者腹针功力不够，遇到病情顽固、合并病症较多时往往感到力量不够，于是就用火针点刺一遍腹穴，然后用火针和毫针针刺体穴。这样治疗取穴会较多，刺激量较大，适宜于虽然病情顽固和复杂，但患者还不甚体虚的情况。病痛在背面的颈、背、腰腿部的患者对仅仅针刺腹部往往是不满意或不理解的，因此可以先让患者仰卧，用火针点刺一遍腹穴，然后再令其俯卧或侧卧，针刺病痛相关部位。火针是温热刺激，有助阳扶正的作用，特别是火针点刺引气归元四穴，可以激发脾肾功能，激发先天经络之气，对脏腑虚寒病症最为有效。

（三）注意事项

1. 腹针讲究取穴精准和深浅适宜，而火针一般采用点刺方法，速度极快，因此如果火针手法不熟练，就很难做到取穴精准和深浅适宜。所以火针腹穴，必须先熟练掌握火针方法，不然效果就不会很好，要做到稳、准、快。

火针深浅度的掌握是比较困难的，因为需要一次到位，没有丝毫调整深浅的余地，需要长时间训练方能掌握。

2. 火针针眼较腹针大，要注意消毒，一般当日不能洗澡和着水。

3. 注意腹穴下相应的脏腑器官，胃肠有溃疡的患者慎用，肝脾肿大到相应腹穴下的也禁用火针。

（四）病案举例

案例 1　某女，81 岁，2016 年 3 月 15 日初诊。

因眩晕、颈痛、腰痛来针灸，曾用多种药物治疗效果不佳。中医辨证为肝肾亏虚，瘀血阻络。前 3 次治疗方法如下：腹针取引气归元四穴深刺，双商曲浅刺，双滑肉门中刺；体针取风池、百会、印堂、太阳。治疗 5 次后眩晕减轻。颈椎部仍不适，腰痛明显。患者坚决要求针颈、腰部。于是改用腹部穴火针点刺，颈、腰部阿是穴、委中火针点刺，针百会、天柱、大椎、陶道、崇骨、定喘、肾俞、大肠俞、关元俞、十七椎、委中（放血）、昆仑透太溪等穴，治疗 4 次后症状若失，满意而去。

案例 2　某男，52 岁，2016 年 4 月 9 日初诊。

患者因腰椎间盘突出症疼痛月余，曾用推拿、针灸、药物等治疗效果不佳。当时左侧腰腿窜痛，臀部疼痛明显，行走困难，腰酸，畏寒，苔白腻，脉沉细无力，尺部尤甚。中医辨证为肾虚骨弱，寒湿痹阻。询问患者在别人那里的针灸治疗方法，体针与下述体穴差不多，同时注射腺苷钴胺和天麻素。笔者的治疗方法：火针点刺引气归元腹部四穴、气穴、下风湿点，以及腰腿部阿是穴。毫针刺大肠俞、关元俞、十七椎、丘墟、足临泣、太冲等穴，芒针刺环跳（触电感至足）、秩边（触电感至足）、昆仑透太溪，委中放血。同时穴位注射营养神经剂腺苷钴胺每次 1.5mg，耳穴揿针腰椎穴。治疗 3 次后疼痛明显减轻，治疗 6 次后恢复上班，治疗 10 次临床痊愈，只是阴雨天和疲劳时感觉腰部和臀部微痛不适，后间断来巩固治疗。

十二、应区分“滞针”与搓柄手法

《中国针灸》2003 第 10 期发表了《“滞针”再认识》一文，该文把“滞针”作为“得气”的一种表现，笔者不敢苟同。该文认为针下的“得气”感觉“沉涩紧”“似鱼吞钩”与“滞针”时的手下感觉有相同之处，应该含有“滞针”之意。众所周知，“滞针”时医者感觉针下涩滞，捻转、提插、出针均感困难，勉强操作，则患者痛不可忍；而“得气”时，医者虽可感觉针下涩滞，但捻转、提插、出针均无困难，患者也无疼痛感觉。因而“得气”与“滞针”是两种截然不同的现象，不可混为一谈。

该文引用《针灸大成》“如针至深处，而进不能，退不能，其皮上起皱纹，其针如生在内，此乃气（《针灸大成》气后有‘实’字）之极也”，“如针进无滞无胀，乃气虚也”，认为前一句所描述的“得气”现象与“滞针”时的表现是相同的，而后一句则说若无“滞针”乃表明患者“气虚”，认为“滞针”不仅是“得气”的一种表现，而且可以判断患者气之虚实。此引文在《针灸大成》的“神针八法”中，前一句所描述的类似现在的“滞针”现象，“神针八法”的作者认为这是“气实之极也”。笔者认为，“极”者，异常情况也，而非“得气”表现；后一句的“滞”字就是针刺“得气”时的“涩紧”感，而非“滞针”之意，不可以见“滞”字就认为是“滞针”。进针后无滞（涩紧）无胀，就是没有“得气”，多见于经气虚的患者。但现代临床上是没有根据是否有“滞针”来判断患者气之虚实的。

该文又陈述：为了“得气”而留针，留针时间过长则“滞针”，对于这种“滞针”，发现患者并无疼痛等不良反应，也不影响临床疗效，这同样说明“滞针”是一种“得气”表现，最低限度也说明了“得气”与“滞针”仅是在程度上有所不同。该文所说的“滞针”并无疼痛等不良反应，其实并非真正的“滞针”，只是针下涩紧感较重而已，因而不能说明“滞针”是一种“得气”表现。留针时间过长并不一定导致“滞针”，时间过长同时有体位变化，则可能出现“滞针”。

该文虽然认为“滞针”是一种“得气”表现，但也绝不否认“滞针”是针刺的一种异常情况或副作用，有时给患者带来较为剧烈的疼痛，可能导致“晕针”“断针”等较为严重的后果。“得气”是针灸医生努力追求的现象，异常情况或副作用则是医生力求避免的，两者是矛盾的，怎么可以在医生的目标中包含应当避免的东西？该文之所以出现这种自相矛盾，是因为没有区分“滞针”与搓柄手法。所谓“搓柄法”，是将针刺入腧穴一定深度后，将针单向捻转，如搓线状，每次搓 2 ～ 3 周或 3 ～ 5 周。这种手法如果单向捻转太过，则可导致“滞针”。正如《针灸大成》所载：“凡转针如搓线状，勿令太紧，随其气而用之。若转太紧，令人肉缠针，则有大痛之患。”“搓柄法”有催气和加强针感的作用。笔者在临床上常用于针后不“得气”或需加强刺激时，确有较好的效果。著名针灸学家师怀堂曾将“搓柄法”称为“滞针手法”，但他特别指出，与意外事故中的“滞针”不同的是，手法“滞针”，只有针头部分与周围组织缠住，其余针体并不与肌肉组织、表皮相缠，起针时只要轻轻地倒捻几转，就可顺利出针（《当代中国针灸临证精要》）。

笔者以为，该文作者运用“滞针”手法治疗疾病取得较好效果，实际上是运用“搓柄法”取得的效果。运用“搓柄法”时，医者虽可感到针下十分沉紧而重，但仍可做手法操作，患者有强烈的针感但无痛感；而“滞针”时，医者难以做手法操作，勉强操作，患者则有强烈的痛感。这就是两者的区别。当然，“搓柄法”运用不当，也可造成“滞针”现象。总之，“滞针”现象应当避免，搓柄手法不妨试用。

十三、临床带教外国学生的体会

我们针灸科经常接受外国学员的针灸临床带教任务，以德国医学院的高年级医学生为多见。现以他们为代表，介绍一下带教外国学生的体会。

（一）立竿见影，激发兴趣

这些医学生大多学完了全部医学课程，在进入临床实习之前或毕业之前想掌握一些中医针灸知识。一般说来，他们对中医针灸知之甚少，学习针灸主要是出于好奇，并无真正的兴趣。因此，让疗效说话、激发学习兴趣是学好针灸的首要任务。为此，要重点安排一些针灸有立竿见影的病种让学员见习，如头痛、颈椎病、落枕、肩周炎、腰腿痛等。另外，学员因水土不服，紧张、疲劳等，会出现各种身体不适，可给以相应的针灸治疗，让他们亲身体会一下针灸的疗效，则更能激发他们的学习兴趣。

带教老师切忌只顾忙于自己的诊疗工作，而不对学员作讲解。如果这样的话，学生在看了几天热闹后就会感到兴味索然，特别是在看了几天取穴相似的中风病后更是这样。

（二）阐明原理，树立信心

外国学员在看到针灸的确切疗效后，就会产生学习中医针灸的真正兴趣。但由于受传统的西医教育影响很深，他们往往认为中医理论是不科学的，因而学习中医针灸并无很大的信心。这时可讲解一些中西医理论的差别，指出中医重在研究人体的功能状态，采用的是相当于控制论中的黑箱方法，中医脏腑是人体的模拟结构。中医理论主要是为临床治疗服务的，中医的治疗方法是经过长期的临床实践而进化的，蕴藏着深刻的科学性。西医学虽然很发达，但对人体的认识还十分有限，特别是治疗方法明显不足，需要传统医学来补充。

在问及针灸为何能治病时，学员往往会感到茫然。这时就可向他们提示，一些疾病，特别是一些小毛病、小伤口，不经治疗也可自然康复，因为人体是一个能自我调整、自我修复，有强大免疫系统的有机体。针灸主要是激发和增强了人体的自我愈病能力而起到治疗作用。通过这样一番解释，学员会感到豁然开朗，增强了学习中医针灸的信心。

（三）加强练习，多作提问

外国学员在观摩了几天针灸治疗后，就会觉得针灸不难操作，有的急于要在患者身上试针，但患者一般不愿意被他们练针。其实，针刺操作看似简单，实则是一种高超的技艺，需要长期的训练。这时就应指出学生针刺操作的不熟练，督促他们先行练针，要求他们能在自己身上熟练进针后，方可在患者身上操作。我经常开玩笑地跟外国学员讲，他们应先学会用筷子吃饭后，方可进行针刺操作。因为针刺时不仅要有指力，还需要手指间的熟练配合，而外国学员欠缺的正是这种能力。

外国学员来中国学习要花很多钱，时间安排很紧张，因此他们很珍惜时间。如果实习时无所事事，他们就会十分不满，甚至提出要换一个医院实习。带教这些学生，最好用提问的方式。有新患者来，就先让他们辨证选穴，然后再加以指导。没有新患者来时，可就其学过的病种提问，然后介绍一下自己治疗该病的经验，甚至可虚拟一个患者，让他们提出治疗方案。

对外国学员的实习，需要老师较大的投入，整个实习期间要有一个前后不同的安排，每 2 ～ 3 天选择一个主题，如认穴、识经、选穴、针法、灸法、拔罐等。对讲解的重点病例要事先做好准备。有空的时候可以让学生点穴、找穴，做些起针、拔罐、艾灸等工作。总之，带教外国学员，千万不能让他们闲着，要让他们的脑子在转、手在动，忙得不亦乐乎，并且每天要有新鲜的东西，这样他们就会觉得很充实，有收获感，就能做到乘兴而来，满意而归。

十四、不要误读“放血疗法”

笔者曾看到一篇博文，题目叫《危险的放血疗法》，由于笔者常采用放血疗法，于是就细看了下去，发现文中的问题不少。

1. 针灸的放血量不只是几滴

博文作者称：“在中国历史上的放血疗法放血量很少，一般也就几滴。”事实是，中医学的奠基之作《黄帝内经》屡次提到，放血要放到“血变为止”。就是放血时开始放出来的血是暗红色或乌黑的，到后来血色就变红了，这时就可以停止放血了。有一点临床经验的人都知道，用这样的方法，放血量不会只是几滴。中国古人采用大剂量放血的例子并不少，不是如文中所言中医的大量放血是从传统西医那里学来的。

2. “恶血”是瘀滞在血管里的血液

博文作者还称，中医的“出恶血”是“古人不懂血液循环的臆想。血液是在不停循环的，大约每20秒就跑遍全身一次。全身的血液是一体的，没有恶血和好血之分”。该作者对血液循环的了解是只知其一，不知其二。

中国古人也知道血液是循环的，《黄帝内经》就提出了两种血液循环理论，一种是十二经气血流注方式，另一种是气血向心循行的五输穴理论。人体体循环主干部分的血液确实是每几十秒可循环一次，但不是体循环中所有的血液成分都跑遍全身一次。例如，在毛细血管中的血液流速是极慢的，每秒只能流动0.41mm，20秒只能走8.2mm，处在微循环障碍中的血液流动则更是缓慢。若血液都能每20秒就跑遍全身一次，则根本不会有静脉曲张和其他许多疾病的出现。

西医学的微循环理论认为，人体的衰老、肿瘤的发生、高血压、糖尿病、心脑血管等许多疾病，主要是微循环障碍所致。血流速度缓慢，血液中的某些成分不但使血管壁变厚，有时凝聚起来堵塞血管，导致血液运行更加不畅，形成恶性循环，局部组织器官的新陈代谢不能正常进行，造成多种疾病的发生。中医学所谓的“恶血”，正是指瘀滞在静脉中或微血管中的血液，这些血液的有毒成分含量高，称之为“恶血”又有何不可？所谓人体“没有恶血和好血之分”，只有在健康无病时才有可能，否则，我们经常可以在某处发现“恶血”。

3. 放血疗法不是简单的放出瘀血

博文作者称放血是危险的疗法，其依据是某医师为治疗某患者的多年寒证，竟然放了850mL血。如果一次放血850mL确实是够危险的，但该医师一般“每次放血量因人而异，少则100～200mL，多则400mL”，博文作者也承认“献血200～400mL对人体是无害的”。这是用极端的情况来否定整个疗法。

放血疗法不仅可祛除血脉中的瘀血，还有退热泻火、解毒止痛、止痒消肿、治疗麻木、镇吐止泻、醒神救急等作用。笔者的病人和家人是深受放血疗法益处的，笔者日治病人超过百余人次，新病人已预约到一个月以后，其中放血疗法是常用方法之一。笔者的放血量一般不超过100mL，毫无危险性可言。需要指出的是：放血，不仅只是放出瘀血或毒血那么简单，同时也是对血管壁的刺激，而血管壁上有丰富的神经，有些部位还分布内分泌细胞，因此刺激血管也有可能调节了神经、内分泌系统。

放血疗法不是过时了，而是需要进一步研究，探索其具体的作用机理。世界卫生组织认为，现代医疗技术只能治疗8%的疾病，这就是许多国家重视中医等传统医疗技术的原因。中医理论博大精深，有待探讨的内容很多，国人不能妄自菲薄。误解、误导中医的理念和疗法，并让大众产生困惑，这倒是很危险的。

第四章 医案精选

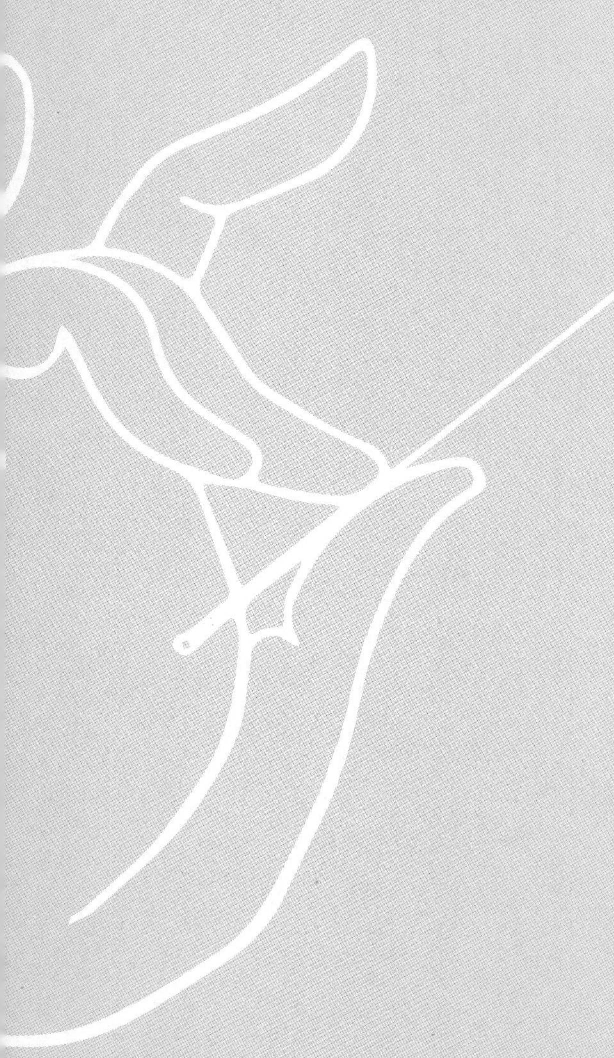

一、内科病症

头痛

案 1 血管神经性头痛

张某，女，54 岁。2011 年 7 月 5 日初诊。

主诉：头痛 30 余年，加重数天。曾因股外侧皮神经炎在本科针灸，已有明显好转。近日头痛剧烈，以右侧为甚，痛及右眼，夜不能眠，服止痛药只能稍缓解。此头痛病已有 30 余年病史，起因于知青插队时的头部外伤，此后头痛反复发作，少则一年犯数次，多则十几次，一般持续数天后逐渐缓解，头痛发作的诱因一般是受凉或紧张疲劳，有时无明显诱因。刻下右侧剧烈头痛，痛如锥刺，目痛欲脱，头蒙不清，舌紫暗有瘀斑，苔薄黄腻，脉弦滑。高血压病史 10 余年，高脂血症病史数年。

中医诊断：头痛（痰热蒙窍，瘀血阻络）。

西医诊断：神经血管性头痛。

处方：阿是穴、四神聪、百会、率谷、太阳、头维、风池、丝竹空透率谷、大椎、外关、风市、丰隆、太冲、膈俞、血海（头部患侧取穴，四肢双侧取穴）。

操作：中粗火针点刺阿是穴、四神聪、率谷、太阳、头维、风池、膈俞、血海，其中率谷穴处出血，待血自止，出血约 20mL，然后毫针泻法刺上述穴位。丝竹空透率谷、大椎、外关、风市、丰隆、太冲毫针泻法。风市、丰隆加温针灸。留针半小时后起针，头痛基本消失，次日再针一次，方法同上，出血少许，头痛完全消失。同年 8 月、10 月再犯头痛，同法治疗一次即止。

按语：头痛是一种症状，引起的原因繁纷复杂，应查明病因，治疗原发性疾病。中医学认为，头痛病因虽然复杂，但病机特点无非经络不通，不通则痛。辨证要分清外感内伤、寒热虚实，针灸治疗还要根据病变部位来决定选穴。针灸治疗以疏通经络为主，而火针温通经络力量最强，寒热虚实皆宜，较其他方法起效更为快捷。

本例病情较重，瘀热深重，故用火针放血较多，待血自止。凡头痛病，实证头痛宜用火针点刺放血，出血量根据病情来定，疼甚、热甚、痼疾宜多出血，反之则少放血。虚实夹杂或虚证夹瘀也可放血，单纯虚证一般不用放血。风市、丰隆加温针灸可引热下行，风市同时可治疗股外侧皮神经炎，丰隆加温针灸可以降血脂。

对神经精神类因素引起的头痛，平时的精神调理、体育锻炼十分重要，要学会放松，生活保持规律，心情保持愉快，避免不良情绪和紧张状态的积累。

案 2　血管性头痛

孙某，女，35 岁。2018 年 7 月 10 日初诊。

主诉：间断性头痛 2 年余。多于月经前 2 ～ 3 天或月经后 1 ～ 2 天发作，一般发于紧张、劳累、受凉后，用眼过多时也偶发头痛，头两侧疼痛，疼痛剧烈时欲裂，多伴有恶心，无呕吐，偶有晕眩，被当地医院诊为“血管性头痛”，曾口服西比灵、尼美舒利等西药，效果不佳。既往体健，否认外伤史。

查：神清，精神可，言语清晰，形体偏瘦，面色无华，痛处固定，痛如针刺，舌质暗紫，舌苔薄白，脉弦细涩。

中医诊断：头痛（寒凝血瘀）。

西医诊断：血管性头痛。

处方：主穴取阿是穴，太阳、百会、风池、太冲。配穴取合谷、列缺、率谷、外关、膈俞、足三里、三阴交。

操作：以中粗火针快速点刺阿是穴、百会、太阳、率谷，可稍出血，不宜过多。膈俞刺络拔罐，放血少许，太阳与率谷互相透刺。余诸穴施以普通毫针刺，得气为度，留针 30 分钟。

当日针刺后，头通即有明显缓解，连续刺 4 次后，头痛基本消失。

按语：头痛在临床中十分常见，其病因较为复杂，治疗时应尽量明确病因，尤其除外一些器质性病变。火针温通经络的力量较强，用之刺病灶处可直达病所，使“通则不痛”，其余辨证选穴，治疗头痛效佳。本例发病与紧张、劳累和月经期有关，头痛缓解后可用百会、足三里、三阴交等调理气血，巩固疗效。

案3 神经性头痛

李某，女，66岁。2017年6月2初诊。

主诉：右侧颞部及右颈部疼痛30余年，加重半年。30年前无明显诱因出现右侧颞部及右颈部胀痛，痛处固定，间断发作，自服去痛片治疗。7年前疼痛每周发作1次，曾于某医院行头颅核磁检查，未见异常，于该院口服中药及针灸治疗，效果不佳。近半年偏头痛发作间期缩短，几乎每天都发作，遂于我处针灸治疗。既往有高血压病史。否认其他外伤史。

查：形体偏胖，面色偏红，舌红，苔白腻，脉弦滑。

辅助检查：头颅MRI未见明显异常（外院）。

中医诊断：头痛（肝阳上亢，痰浊上扰）。

西医诊断：神经性头痛。

处方：主穴取阿是穴、太冲、太阳、头维、风池、中脘、丰隆。配穴取率谷、百会、外关、太溪。

操作：以火针点刺局部阿是穴放血治疗，使少量出血，余穴以泻法为主，每周治疗2～3次。治疗5次后患者诉4天头痛未发作。间断治疗12次后，诉头痛只是偶尔发作，程度较之前大为减轻。

按语：治疗头痛，首先要明确病因，尤其是除外一些器质性病变，对于一些神经及精神类头痛，在选择针刺治疗时应辨证，分清寒热虚实，对证治疗。头痛多在局部痛点取穴，火针能强力疏通局部气血经络，根据疼痛的程度进行刺络放血，有较好的作用。头部有多条经络循行，治疗时可辨经或者以部位为依据，选取相应腧穴，如百会、太阳、头维、率谷、风池等。采用近端取穴与远端取穴相配合的原则，选取外关、合谷、太冲等相应穴位。血压高加曲池、太冲；颈椎病加列缺、大椎等；气血亏虚加足三里、三阴交、脾俞等；瘀血必定要局部放血，远端取膈俞、血海、委中等穴；痰湿加丰隆、阴陵泉、太白等穴。

头晕

王某，男，54岁。2010年4月21日初诊。

主诉：头晕，走路不稳加重2天。常因头晕、走路不稳来针灸。此次因聚餐疲劳、情绪不佳导致血压突然升高，达180/110mmHg，头晕加重，走路不稳，摔倒2次。自服降压0号，日2片，血压不降。伴头痛，耳鸣，心悸，动则气急，腰酸腿软，左肩臂小腿发凉，筋惕肉瞤。舌质暗、舌尖红，苔白，脉细弦数。既往高血压、脑梗死病史。

中医诊断：眩晕（阴阳两虚，虚阳上亢，瘀血阻络）。

西医诊断：高血压（三期）。

处方：四神聪、百会、风池、神庭、太阳、曲池、石门、关元、足三里、三阴交、太冲。

操作：火针点刺四神聪少许出血，点刺石门、关元及肩臂小腿发凉之所。毫针刺百会、风池、神庭、太阳、曲池、石门、关元、太冲，温针灸足三里、三阴交，留针30分钟。

起针后血压降至150/100mmHg，头晕症状明显减轻。降压药改为络活喜，每日1片。

次日来诊时血压160/100mmHg，仍感头晕，继续用上法治疗，血压降至140/100mmHg，头晕再减轻。

三诊时，血压140/95mmHg，稍头晕，继续用上法治疗。

针灸5次后，血压稳定在（130～140）/（85～95）mmHg，晨起或疲劳后仍时感头晕。后因针灸不便，改用中药调理。

按语：贺普仁教授善用三棱针速刺四神聪放血治疗高血压，有平肝降逆、清泻肝火的作用。笔者用火针代替三棱针，发现同样有较好的降压效果，且有一定的持续作用，火针更可以防止局部感染。四神聪出血量根据病情而定，血压高者出血量多，甚者让血色由暗变红再止住或等其自尽为度。火针点刺石门、关元可以引火归原，并有补肾固本的作用，合四神聪标本兼治，故共为主穴。临床上笔者还用火针点刺或温针灸肾经井穴涌泉，同样有引火归原的作用，对高血压并有足寒的患者更为适宜。其他配穴对证治疗，有治病求本的意义。

火针对阳亢有较好的治疗作用，但滋阴之力相对不足，可配合中药调理。针灸对早期高血压或血压突然升高者有较好的治疗作用，对中晚期高血压一般需服用西药降压，但针灸治疗可缓解高血压引起的症状及减少西药用药量。对于继发性高血压一定要查明原因，治疗好原发病，血压自然下降。

眩晕

李某，女，71岁。2017年3月27日初诊。

主诉：眩晕1周。因眩晕住院治疗，症见视物旋转，伴恶心呕吐，呕吐物为胃内容物。翻身、体位变化时尤甚，不欲睁眼。头颅及颈椎CT检查，提示椎动脉供血不足，除外脑血管病。舌淡胖水滑，脉沉缓。住院期间静点丹红注射液、骨瓜提取物注射液治疗。入院治疗1周后仍觉眩晕甚，痛苦不堪，申请针灸科会诊。既往高血压、冠心病等慢性病史10余年。

中医诊断：眩晕（痰浊上蒙）。

西医诊断：中枢性眩晕。

处方：大椎、陶道、定喘、崇骨、天柱、百会、四神聪、太阳、神庭、印堂、养老、太冲、中脘、阴陵泉、丰隆、风池、肩井。

操作：细火针点刺百会、四神聪、神庭、印堂。颈部TDP照射，每次30分钟。其余穴位毫针刺，平补平泻，留针30分钟，每日1次。嘱咐患者注意颈部保暖，少食黏腻寒凉食物。

2017年3月28日二诊：针后眩晕稍缓，但翻身及变换体位时仍头晕目眩。针刺有效，继续前方治疗。

2017年4月5日四诊：针治3次后眩晕明显减轻，手扶栏板慢慢翻身时亦无眩晕发作，无恶心呕吐，精神较前大为好转。舌淡胖大苔薄，脉缓。经过针刺调节，患者体内痰湿较前减少。以针刺颈椎局部改善脑部供血为主。加细火针点刺颈部诸穴，其余方法不变。

2017年4月13日八诊：五诊至七诊继续好转，现眩晕明显改善，基本无发作。翻身及体位变换时亦无发作。症状明显改善，继续前方案巩固治疗数次，痊愈出院。

按语：眩晕是临床常见病，多见于老年人。中医学认为，眩晕病变主要在肝，所谓“诸风掉眩，皆属于肝”，涉及肾、心和脾，病理性质有风、痰、火和虚之分。针灸治疗眩晕，除了以头部穴位为主外，还应根据其症状体征辨证取穴。如本例患者眩晕发作时伴恶心呕吐，舌淡胖水滑，属痰浊上犯，故选中脘、阴陵泉、丰隆以健脾化痰。火针治疗取穴以头顶部和颈部穴位为主，可提神醒脑、改善椎动脉供血。四神聪位于颠顶，善于调神益脑，火针点刺出血可平肝息风。神庭为督脉与足太阳、阳明经的交会穴，贺普仁教授善用此穴治疗各类眩晕病。印堂亦属于督脉穴，有良好的安神定眩作用。

眩晕由颈椎病引起者，睡眠时应选用合适的枕头，避免长期低头工作。由高血压、动脉硬化引起者，应经常测量血压，保持血压稳定，控制饮食及血脂。

中风

董某，女，74岁。2011年11月21日初诊。

主诉：大小便失禁，左侧肢体瘫痪20余天。患者20余天前患急性脑梗死，经其他医院救治昏迷苏醒后转来我院住院治疗。当时患者神志时清时昧，大小便失禁，左侧肢体瘫痪不收，左上肢肌张力稍高，面色晦垢，痰多，肢冷。舌质暗淡，苔白腻，脉沉缓。

中医诊断：中风、中脏腑（痰湿蒙窍，肝肾不足）。

西医诊断：急性脑梗死。

处方：四神聪、本神、风池、天突、气海、关元、气穴、足三里、丰隆、三阴交、八邪。

操作：先予细火针点刺四神聪、患侧手足阳明经及八邪穴，然后再以毫针刺上述患侧主穴及本神、风池、天突、气海、关元、气穴、三阴交，其中本神、足三里、丰隆、三阴交取双侧，补法为主。

针刺3次后，神志清晰，大小便已知，仍尿频。针10次后患肢已能活动，渐能经搀扶下地行走数十米，尿频减轻，元旦前出院回家服药、锻炼。

按语：针灸治疗中风有特别的优势，在急性期即应及早参与，不仅可参与抢救，还可明显缩短病程。本例患者虽然病情较重，年龄较大，但由于针灸较早介入，处置恰当，故能取得较好疗效。若过几个月再针灸，恢复情况就会大不一样。

急性期运用火针，可发挥火针“以热引热”、散风祛邪的作用，还可用火针代替三棱针刺络放血，达到散瘀泄热的目的。恢复期运用火针可温通经络、解痉消肿。因此，我们在毫针的基础上加用火针明显提高了中风的疗效。中风恢复期和后遗症期，类似痿病，因此选穴也以阳明经穴为主，但不可“独取阳明”，因为取穴单调，易致穴位疲劳，疗效降低。当疗效降低时，就应该轮流取穴，不仅取肢体上的其他阳经穴，而且肢体阴经穴、督脉穴、背俞穴、腹部穴也应该适当选用。

咳嗽

张某，女，51 岁。2002 年 11 月 26 日初诊。

主诉：咳嗽 2 个月余。感冒后开始咳嗽，感冒已好，但咳嗽不止，干咳少痰，咯痰不爽，夜间咳盛，难以入眠，咽干口燥，舌尖稍红，苔薄黄少津，脉细数。患者曾服七八种中西药物，均无明显效果。现因久咳声音有些嘶哑，胸痛，但照胸片除支气管稍粗糙外无其他异常，血象正常。患者因夜间咳盛影响睡眠和邻居，十分痛苦。

中医诊断：咳嗽（燥邪伤肺）。

西医诊断：慢性支气管炎。

处方：天突、尺泽、鱼际。

操作：火针点刺天突，配毫针刺尺泽、鱼际，得气为度。1 次治疗后咳嗽大减，3 次痊愈。

按语：天突属任脉，是化痰止咳的要穴，火针点刺效果卓著，无论寒热虚实，均可运用，是咳嗽治标的要穴。尺泽是手太阴肺经的合穴，鱼际是手太阴肺经的荥穴，均善于清肺热，鱼际另有生津的作用。穴不在多，对证即可，该患者可能对针灸敏感，故 3 次即治愈顽疾。

咳嗽是多种疾病的共有症状，临床要根据不同病因分别处理。对可能由肺癌、肺结核等严重疾病引起的咳嗽要提高警惕，及早查明。过敏性咳嗽是近年来逐渐引起人们重视的一类咳嗽，特别是儿童过敏性咳嗽，如不及时治疗，可发展成支气管哮喘。火针对儿童咳嗽有很好的疗效，值得提倡。抗生素只对部分细菌感染引起的咳嗽有效，不可滥用。对长期反复的咳嗽，呼吸道黏膜已受到较大损伤，轻微不良刺激即可引起咳嗽，平时应把重点放在对呼吸道黏膜的保护、修复和功能的恢复上。如对证服用中药，维生素 AD 胶丸也有利于内膜的修复。多喝水，保持室内空气一定的湿度，可使纤毛运动功能改善，痰液变稀，利于排出。保持空气新鲜，不去灰尘过多的地方，戒烟、戒酒，少进辛辣刺激食品，减少理化刺激因素可帮助恢复呼吸道内膜功能。

喘证

陈某，男，72 岁。2016 年 12 月 2 日初诊。

主诉：喘憋 15 年，加重半日。支气管哮喘病史 15 年。平日时有咳嗽，每遇天气寒冷及季节交替时容易发作。发作时不能平卧，需使用氨茶碱平喘，平时常备沙美特罗气雾剂。就诊当天感冒后即出现喘憋，伴胸闷气短，喉中痰鸣有声，时有咳嗽，痰不易咳出。听诊双肺满布哮鸣音。腰痛伴左下肢连及左足背麻木。外院行胸部 CT 示慢性支气管炎、支气管哮喘，L4 ～ L5、L5 ～ S1 腰椎间盘突出伴坐骨神经痛。纳可眠差，二便调。舌暗淡，苔薄白微腻，脉弦滑。既往腰椎间盘突出症伴坐骨神经痛 5 年。无糖尿病、高血压等慢性病史。否认药物、食物过敏史。

中医诊断：喘证、腰痛（肺肾亏虚）。

西医诊断：①支气管哮喘；②腰椎间盘突出症。

处方：天突、大椎、定喘、肺俞、风门、脾俞、中脘、足三里、丰隆、肾俞、命门、左环跳、委中、昆仑、申脉、足临泣。

操作：以火针点刺背部穴及相关背俞穴。然后毫针刺天突和其他穴，平补平泻。TDP 照射上背部。左侧环跳穴强刺激，电麻感至足尖。昆仑温针灸。留针 30 分钟。

2017 年 12 月 5 日二诊：昨日针灸后喘憋稍缓解，咳出少量白黏痰液，胸闷减轻。可稍稍平卧。

2017 年 12 月 9 日三诊：喘憋明显好转，喉中痰鸣音减少，咳嗽时可咳出少许稀白痰液。腰痛稍缓，左足背有热感。

2017 年 12 月 23 日九诊：四诊至八诊症状逐渐好转，守方治疗，至九诊喘憋基本消失，偶有轻微咳嗽。听诊双肺底散在少许哮鸣音。夜间可平卧入睡，已 3 天未用平喘药物。腰痛明显缓解，仅留左足尖间断麻木。继续巩固治疗，每周或 2 周针灸 1 次，病情稳定。

按语：哮喘病总体属于邪实正虚，病邪有寒、湿、痰、热之属，病机有肺、脾、肾不足。久病者，必须扶正祛邪并举。天突位于咽喉，属任脉，可顺气平喘；肺俞为肺经背俞穴，可调整肺功能；定喘为治疗哮喘的经验穴。三者合用，可宣肺降气平喘，故为主穴。患者久病，导致肺脾气虚，故加用中脘、足三里以补气健脾，丰隆化痰。在辨证取穴之外，火针的温通效应亦非常关键，火针治疗哮喘，有邪则祛邪，无邪可扶正助阳、温通经络，较毫针有更强的治疗作用。针刺天突穴时，要患者取头仰靠或仰卧位，先直刺进针，然后将针尖转向下方，沿着气管向前下刺 1.5 寸，一般不做提插手法。另外，贺普仁教授的经验是针刺手太阴肺经上的压痛点。

心悸

周某，女，71 岁。2015 年 7 月初诊。

主诉：胸闷心悸近 2 年。患者因腰痛、膝关节肿痛自 2015 年春节后开始来间断针灸，此二症经针灸逐渐好转。再询问其还有什么难受时，患者说经常胸闷心悸，自觉心脏有时跳跳停停。心电图检查示室性期前收缩（早搏）。曾到多家西医院诊治均无明显效果，医生嘱其随时准备就诊，以防不测。其精神压力很大，问针灸是否可以治疗心脏病。患者身体肥胖，行走缓慢，舌淡质暗，苔白，脉沉细尺弱。

中医诊断：心悸（心肾阳虚，瘀阻心络）。

西医诊断：心律不齐（室性期前收缩）。

处方：内关、心俞、膈俞、肾俞、膻中、气海、关元、委中、太溪等。

操作：先用火针点刺心俞、膈俞、肾俞、委中，然后毫针刺上述各穴，补法为主。肾俞区域艾灸盒灸，太溪温针灸。膝关节周围穴继续按以前的方法针刺治疗。每次来针灸，取仰卧位半小时，俯卧位半小时。每周 2 次。

患者因为要照看孙子，不能坚持每周 2 次的治疗，有时 1 周针刺 1 次，有时 2 周治疗 1 次，有时时间间隔更长。经过 1 年左右的针灸治疗（其间未再服用治疗期前收缩的药物），患者心慌胸闷的症状逐渐消失了，心电图亦恢复正常。患者有时因腰腿不适来针灸，询问其心脏的情况，一直保持良好状态。

按语：一般随着年龄的增长，心脏会逐渐出现各种问题，胸闷心慌是老年人的常见症状，针灸治疗有一定的疗效。操劳过度，气血亏损，血不养心是导致该患者心悸的一个原因。另一个原因是患者因严重的腰痛、膝关节痛而很少运动，故形体肥胖，肥胖了更不爱运动，于是血液循环缓慢，瘀阻心络，也可导致胸闷心悸。内关、心俞、膈俞、膻中都是治疗心脏病的常用穴位，用火针点刺背部的穴位及委中可以温经通络、活血化瘀。其他补肾穴位是辨证施治，除了对腰腿痛有帮助外，对治疗心脏病也有促进作用。

不寐

马某，女，53 岁。2011 年 7 月 27 日初诊。

主诉：不寐七八年。每晚服安定 2 片，只能睡两三个小时，伴头晕眼花，有时头痛，神疲乏力，面色不华，心烦、心悸，下肢畏寒，足凉。舌淡舌尖稍红，苔薄，脉细。

中医诊断：不寐（心脾两虚，虚火上扰）。

西医诊断：失眠。

处方：四神聪、神庭、本神、安眠、印堂、太阳、内关、三阴交、足三里。

操作：火针点刺四神聪、神庭、本神，微微出血；毫针刺安眠、印堂、太阳、内关，刺入即可，不用手法；温针灸三阴交，毫针补足三里。每周针灸 4 次。

针 4 次后，失眠减轻，每晚睡 4 ～ 5 小时，头晕眼花明显减轻，未敢减安眠药。针 10 次后，每晚睡 5 ～ 6 小时，开始减安定，其间有反复，但睡眠较前明显改善。针 20 次后，完全停用安定，每晚睡 5 ～ 6 小时，其间仍有反复，但坚持不用药物。每周针 2 ～ 3 次，30 次后睡眠基本正常，夜间醒后也能再次入睡，其他各种症状也明显减轻。每周针灸 1 次，巩固治疗并调理身体。

按语：不寐治疗以调整阴阳和调理脾胃功能最为关键。四神聪、安眠是经外奇穴，为安神要穴，火针点刺四神聪出血可泻火潜阳，是治标之法。不论实火、虚火，四神聪火针点刺均宜出血。实火出血不必止血，待其自止；虚火出血只需数滴。也可点刺神庭、本神穴，或与四神聪交替使用。内关为手厥阴心包经络穴，神门是手少阴心经的原穴，均可养心安神。三阴交为肝、脾、肾三经的交会穴，可调理三脏功能，并有滋阴潜阳的作用，用火针点刺或温灸该穴有引火归原的作用。其他穴位均据证而配，有治本的作用，标本兼治才能取得较好的效果。从临床实践来看，配合火针、艾灸和放血较单纯毫针刺效果要好，尤其对顽固性失眠，往往需要多种针灸方法配合使用才有较好的效果。

自汗

王某，女，53 岁。2017 年 3 月 7 日初诊。

主诉：自汗出 1 个月。近 1 个月来，经常无明显诱因突然出现整个面部涨红异常，并伴全身大量汗出，以头面部为甚，一天内发作 10 余次。自汗 3 年余，活动后尤甚。平素月经先后不定期，失眠，入睡困难，眠浅梦多。颈椎僵硬不适。舌淡红少苔，脉细稍数。

中医诊断：自汗（营卫不和）。

西医诊断：自主神经紊乱综合征。

处方：百会、神庭、印堂、头维、曲池、手三里、合谷、后溪、陶道、大椎、崇骨、定喘。

操作：以细火针点刺面部阿是穴、百会、神庭、头维、印堂，并毫针补法针刺其他穴位。TDP 照射颈部。后溪穴温针灸。留针 30 分钟起针。

2017 年 3 月 8 日二诊：昨日针灸治疗后，面部涨红及汗出次数即大大减少，发作次数只有之前的一半左右。颈部仍僵硬不适。针灸治疗一次症状即明显改善，证明辨证取穴有效，继续前方治疗。颈部穴位加细火针点刺，以改善颈部僵硬不适症状。

2017 年 3 月 9 日三诊：面部涨红及汗出症状几乎无发作，睡眠较前稍有好转，颈部僵硬稍有缓解。症状明显改善，继续前方治疗，以巩固疗效。

2017 年 3 月 16 日六诊：一周以来面部涨红及汗出仅发作一次，且症状轻微。入睡较前稍快，但仍眠浅梦多。颈部不适较前明显减轻。面红汗出基本痊愈，继续对症治疗其他病症。

按语：自汗者，即白天或急躁或热饮或运动或无明显诱因即易汗出，多因营卫不和，卫表不固所致。太阳经、督脉主“开”，控制汗液的排泄。从出汗的具体部位可知病变属于哪条经脉。本例患者以面部涨红及汗出为主要表现，故病变主要在手三阳经。手足阳明经本身多气多血，故取手足阳明经的头维、曲池、手三里、合谷以调气止汗。后溪为手太阳经与督脉的交会穴，灸后溪可增强固表止汗的功效。合谷、后溪均为调节汗液分泌异常的要穴。陶道、崇骨、定喘均在大椎附近，可协助大椎穴治疗颈椎病。大椎是诸阳经之会穴，对虚阳上扰的自汗有一定疗效。

本例患者自汗多年，面红汗出 1 个月，经针灸治疗 3 次即基本痊愈，疗效之迅速与辨证准确、选穴恰当、手法适宜有关。

头汗

王某，女，36 岁。2009 年 2 月 13 日初诊。

自诉：头汗出 1 年余。患者 2008 年 1 月因做痔疮手术导致头部大量出汗。因工作繁忙，体力逐年下降。只要吃饭、喝水或运动，头部都会大量出汗。腰酸背痛，畏风畏寒，在空调环境下肩胛背腰部冷痛，肌肉痉挛，得温或用力敲打疼痛部位能稍缓解。腹胀腹泻，喝牛奶、豆浆胀肚，吃菜叶拉菜叶，吃水果拉水果；若早晨感觉肚子凉，一天都会胀肚，气在肚子里乱窜。近年痛经越来越重，服各种中西药物无明显效果。其他有胸闷叹气、烦躁易怒、脱发、食指湿疹、过敏性鼻炎等。舌淡嫩、苔薄腻，脉弱，关尺部尤甚。

中医诊断：自汗（脾肾阳虚）。

西医诊断：自主神经紊乱综合征。

先采用体针疗法治疗 9 次，效果不明显。后加用腹针疗法。

处方：中脘（深刺）、下脘（中刺）、气海（深刺）、关元（深刺）、商曲（浅刺）、滑肉门（中刺）、天枢（中刺）、外陵（中刺）、气穴（中刺）。

操作：腹针常规操作，进针到位后不做任何手法。风池、足三里、复溜毫针刺。腹部 TDP 灯照射，足三里温针灸，留针 30 分钟。

再治疗 9 次，头汗及其他各种症状明显好转。后每周巩固治疗 1 ～ 2 次，续针 9 次后基本痊愈。

按语：头汗症，临床时常见到，但有些人只是在饮食时或小儿在睡眠时头部汗出，无其他不适，俗称“蒸笼头”，不属于病理现象。病理性的头汗症，一般有阳气不足、湿热交蒸、瘀血蓄积等几种类型。本例属阳气不足型。因工作繁忙，脾肾已亏，加之手术损伤，元气大亏。开始因腹部不便针灸，用常规体针治疗，效果不著。后加用腹针疗效渐起。由于本患病情较重，故治疗时间相对较长。中脘补后天之气，关元补先天之气，辅之以下脘、气海、气穴，对调补脾肾有较好作用；商曲疏通颈部气血、调和营卫，使卫气上充而起固涩敛汗作用；滑肉门、外陵使先后天之气复充周身四肢，从而周身各种症状都得以逐步消除；风池是局部用穴，有较强的祛风通络作用。

消渴

李某，女，58 岁。2013 年 3 月 4 日初诊。

主诉：烦躁、乏力 3 年余。糖尿病病史 20 余年，近 3 年性急易怒，多汗、乏力、消瘦。2011 年因糖尿病住院调整用药时查出甲状腺功能亢进症（简称甲亢），促甲状腺激素、三碘甲状腺原氨酸等多项指标严重异常，乃开始服用西药治疗甲亢。服药后甲状腺指标有改善，但身体感觉特别疲乏无力，仍性急易怒，同时伴有右膝关节肿痛。摄片检查示重度膝关节退行性骨关节病，骨科建议手术治疗，但考虑到有糖尿病、甲亢等，患者决定先行保守治疗，经人介绍来我处针灸。当时患者形体消瘦，面色无华，神疲乏力，心烦口渴，便秘尿频，腰酸膝软，行走膝痛，双足麻木。舌质淡暗，苔薄少津，脉细弱。

中医诊断：消渴、膝痹（气阴两虚，瘀阻经络）。

西医诊断：①糖尿病 2 型；②甲状腺功能亢进症；③腰椎间盘膨出；④膝关节退行性骨关节病。

处方：百会、神庭、印堂、人迎、天突、中脘、下脘、商曲、滑肉门、天枢、气海、关元、血海、梁丘、犊鼻、足三里、三阴交、照海、太冲、涌泉等。

操作：腹部穴位采取薄氏腹针针法，TDP 灯照射，余穴以毫针补法为主，天枢深刺 2 寸以上，犊鼻或涌泉穴温针灸，太冲穴间断穴位注射腺苷钴胺。每周针灸 2 ～ 3 次，连续治疗，疲劳时休息 1 ～ 2 周。

经针灸治疗，各项症状逐步改善，数月后患者自行停掉治疗甲亢的西药，症状无反弹。治疗 2 年后甲状腺指标基本恢复正常，每周 1 ～ 2 次针灸巩固治疗。其间膝关节肿痛曾到北京市某骨伤专科医院敷药治疗 10 余次，无明显好转，反而导致局部皮肤过敏。后针灸加强了对膝关节的治疗，腹针加下风湿点，局部加阳陵泉、阴陵泉、内膝眼、阿是穴等，火针点刺局部穴位，膝关节肿痛逐步减轻，后来竟能爬小山而不疼痛。近年来，糖尿病未再加重，血糖值平稳。该患者由于顽疾得治，精神状态大为好转，体力增强，为了表示感谢，常年在诊室做志愿服务。

按语：患者有糖尿病20余年，气阴亏损日趋加重，又平素性情急躁，气阴更加损耗，故患了甲亢，虽然用西药改善了指标，但气阴亏损的病根未得到解决，故阴虚火旺的症状仍在。长期病痛的折磨和多种西药的副作用，使其正气极为亏损，久病及肾，出现便秘尿频、腰酸膝软等症状。治疗上宜先扶助正气，滋阴降火。薄氏腹针善于调理脏腑虚弱性疾病，故采用之，配合传统针灸疗法。此患者患有多种顽疾，不可能一时取效，故嘱其坚持治疗，同时要调理情绪，不可动则生气。患者积极配合，逐步取得了疗效，信心大增，自行撤掉了除降糖药外的各种西药。

对慢性顽固性疾病，不可头痛医头、脚痛医脚，要辨证求因，审因论治，一旦明确病根所在，就要坚持治疗，不可急于求成。此患者坚持数年针灸治疗，取得了明显效果，在做志愿者的同时也磨炼了性格，开阔了胸怀，不再轻易发怒了，家人甚为欣慰，积极支持其在针灸诊室的义务劳动。

胃痛

案1 李某，女，53岁。2018年1月16日初诊。

主诉：胃脘部疼痛10余年，加重半个月。患者诉10余年前长期饮食不规律后，逐步出现胃脘部疼痛不适，未诊治，后因上火服用清热解毒药物后胃痛加重。服用法莫替丁及中成药（不详）后胃痛稍有缓解。近年饮食不适后间作，未系统治疗，近半个月情绪不佳，症状加重。既往高血压病史6年余。否认外伤史，否认家族遗传史。否认食物及药物过敏史。

查：面色无华，形体偏瘦，言语清晰流利，口无异味。胃脘部轻度压痛，时有恶心，泛酸，时有便秘。舌质淡暗，脉沉细弱。

辅助检查：外院胃镜检查示慢性浅表性胃炎。

中医诊断：胃痛（肝胃不和，脾阳不足）。

西医诊断：慢性浅表性胃炎。

处方：主穴取中脘、内关、足三里。配穴取上脘、天枢、下脘、气海、关元、梁丘、三阴交、太冲。

操作：先用细火针快速点刺上、中、下三脘，中脘点刺3下，上、下脘各点刺 2 下。后用毫针刺主穴与配穴，以补法为主，用 TDP 神灯照射胃脘部，足三里温针灸。

治疗 3 次后，胃痛即有缓解，稍有嗳气、泛酸。胃脘部火针可稍重点刺，刺激内关、足三里。治疗 10 次后，嗳气、泛酸有所减轻，胃痛缓解明显，后巩固治疗。

按语：针灸对于胃痛有较好疗效，腹部火针点刺时应注意深度，若有胃溃疡病史者严禁深刺。久病、寒证者点刺可稍重、稍深，火针可直达病所，温胃止痛。辨证施治可提高疗效，温针灸足三里可治疗一切胃肠虚寒性疾患，而且有较好疗效。同时嘱患者保持好情绪，注意饮食，适当运动，增强自身体质。

案 2　张某，女，52 岁。2013 年 5 月 9 日初诊。

主诉：胃脘痛 10 余年。常年胃痛，经胃镜检查诊断为浅表性萎缩性胃炎，服多种中西药物无明显效果。刻下症见胃痛绵绵，胃中似有冰块，稍食凉则胃痛加重，不敢吃水果，泛吐清水，甚则呕吐，神倦乏力，手足不温。舌质淡暗，脉沉细弱。

中医诊断：胃脘痛（脾胃虚寒）。

西医诊断：萎缩性胃炎。

处方：中脘、上脘、下脘、关元、内关、足三里。

操作：以细火针点刺中脘 3 下，深约 3 分，上脘、下脘、关元各 2 下，然后用 TDP 灯照射胃脘部，毫针刺内关、足三里，足三里温针灸。

连续治疗 3 次后胃痛、胃寒感明显减轻，但食半个以上常温的苹果即感胃痛，继用上法治疗 10 余次后诸症大减，精神振奋，每天已经能食一个苹果和其他水果少许，饮食基本恢复正常。

按语：以中脘、内关为主穴，治疗胃痛常能取效。中脘是胃之募穴，火针点刺能直达病所，迅速温通经脉，较毫针刺有更强的效果。内关为手厥阴心包的络穴，络于少阳三焦，少阳为气机之枢纽，故内关可舒调心气，并助肝之疏泄，用之可调畅气机、和胃止痛。实证可加胃经郄穴梁丘，虚证可加胃经合穴足三里等。

以火针为主治疗胃痛有较好的临床效果，特别适合于寒证、久病痼疾。中脘及其附近的腧穴，可用火针连续点刺数下，病情重的胃痛一般多点刺几下，胃寒重者可适当深刺。但有肝脾肿大及腹部静脉曲张者腹部禁用火针，孕妇和有严重消化性溃疡者慎用火针，因消化性溃疡者胃肠壁脆薄易破，故要严格控制进针深度。本病宜及早做胃镜检查以明确诊断，要注意排除恶性肿瘤和邻近脏器的疾病。

胃缓

李某，女，29岁。2009年3月9日初诊。

主诉：脘腹饱胀数年。数年来食后经常脘腹饱胀，恶心呕吐，钡餐造影诊为胃下垂低于正常位置12cm。当时食欲不佳，胃下坠感，嗳气，大便时干时稀，精神萎靡，四肢无力，月经量少。舌质淡，苔白，脉细弱无力。

中医诊断：胃缓（中气不足，脾阳不升）。

西医诊断：胃下垂。

处方：1组取中脘、内关、足三里；2组取脾俞、胃俞、肾俞。

操作：以中细火针行速刺法，不留针，隔日治疗1次，两组穴交替使用。

二诊后患者感脘闷胀气减轻。效不变方，治疗10次后复查钡餐造影，胃的位置正常，临床诸症消失。

按语：胃下垂多由禀赋不足，中阳素虚，脾胃虚寒所致；或由劳累、思虑过度，饮食不节，伤及脾胃，中气下陷所致。治疗以升阳举陷、鼓舞中气为大法。火针善于助阳扶正，故疗效要比一般毫针强。

脾俞、胃俞能健脾和胃、补益中气，配肾俞以鼓舞命门之火而助中阳，中阳得举，胃腑就能得以提托。中脘为胃之募穴、腑会，为经气汇聚之所，火针中脘可直接鼓动中气，胃气盛则可行升提之功而使胃复其原位。内关善于行气消胀、和胃降逆，足三里是胃经下合穴，不仅可补中益气，也能消食导滞、通利肠腑。诸穴合用，可使胃腑得升，诸症得除。此患者虽然病程较长，但因比较年轻，故取效较快；年龄大的患者，体质多虚，疗程可能较长，要嘱患者坚持治疗。

治疗胃下垂，自我保养也很重要。首先要加强锻炼，增强体质。应适当参加体育活动，特别是能增加腹肌肌力的运动，既能增强体质，又能使胃肠道分泌和蠕动增强，促进食欲，改善消化及吸收过程。锻炼频度和时间应根据自己的身体状况量力而行，以不感到紧张和过分疲劳为宜。锻炼后若感到精神振奋，食欲增加，睡眠良好，说明运动量是适当的。其次，胃下垂患者要重视饮食调养，应定时定量，少食多餐，细嚼慢咽。每次吃七八分饱，饭后适当卧床休息片刻，以减轻胃的负担。要节制生冷及不易消化的食物。炒菜做汤时，可适当加些葱、姜、肉桂、小茴香、胡椒粉等调料，以鼓舞胃气。

腹泻

案 1 赵某，男，49 岁。2018 年 1 月 2 日初诊。

主诉：间断性腹泻 4 年余，加重半年。患者 20 年前饮酒后出现腹泻，每日行 7 ～ 8 次大便，未服药，2 天后自愈，未再发作。4 年前因长期生活不规律而出现腹泻，日行 7 ～ 8 次，便溏，不成形，无脓血。行肠镜检查，提示肠道功能紊乱，菌群失调。服药（不详）半个多月后稍有缓解，近来自服乳酸菌饮品后症状亦稍有缓解，每日大便 4 ～ 5 次，不成形，求进一步治疗来我门诊就诊。查：面色偏黄，形体偏瘦，言语清晰，无异味。舌淡胖，苔白，脉沉细。既住体健。否认高血压、糖尿病、冠心病病史。否认食物及药物过敏史。

中医诊断：腹泻（脾肾阳虚）。

西医诊断：肠道功能紊乱。

处方：主穴取天枢、阴陵泉。配穴取气海、关元、足三里、三阴交、上巨虚。

操作：先用细火针快速点刺腹部诸穴，轻刺不留针，再用毫针刺主穴加配穴，腹部用 TDP 神灯照射，足三里施以温针灸。

治疗 2 次后，患者每日大便 2 ～ 3 次，便溏。治疗 5 次后，每日晨起大便 1 次，成形。

按语：腹泻的病因较多，本病主要是脾肾阳虚所致。火针能温肾涩肠，点刺腹部诸穴，直达病所。加之足三里施以温针灸，可温补脾胃，补益气血。诸穴相配，可调理肠道功能，此病针灸的疗效强于药物。在临床治疗时，应首先查明病因，除外结核、肿瘤等恶性病变，嘱咐患者调理饮食，不吃辛甘油腻及难以消化的食品。

案 2 周某，男，44 岁。2011 年 6 月 14 日初诊。

主诉：腹泻数年，加重 1 周。慢性溃疡性结肠炎病史数年，时好时犯，近1周因疲劳和饮食不慎导致肠炎复发，服中药数剂效果不明显。现腹泻日行7～8次，晨起为甚，脐腹稍痛，稀便，夹有不消化食物，冷痛，神疲乏力，情绪低落，形寒肢冷。舌淡胖，苔白，脉沉细。

中医诊断：腹泻（脾肾阳虚）。

西医诊断：慢性溃疡性结肠炎。

处方：天枢、水分、阴陵泉、足三里、三阴交、太冲。

操作：先用火针点刺天枢、水分、阴陵泉，然后再毫针刺，温针灸足三里、三阴交，毫针刺太冲，均以得气为度。

治疗2次，腹泻停止，再巩固治疗1次。后来病情又有反复，但症状减轻了，仍以上法治之，均可一二次止泻。

按语：中医学认为，脾病湿盛是腹泻发病的关键。急性暴泻多因湿盛伤脾，或食滞生湿，壅滞中焦，脾不能运，肠胃不和，水谷清浊不分所致，病属实证。慢性久泻多为脾虚生湿，健运无权，或在脾虚的基础上，因肝气乘脾，或肾阳不能助脾腐熟水谷所致，病属虚证或虚实夹杂证。

火针能健脾胜湿，是治疗腹泻的较好方法。天枢为大肠募穴，善于调理各种肠腑疾病。阴陵泉是脾经合穴，配合水分擅长健脾利湿。配穴根据辨证选用可提高疗效。必要时可以火针点刺长强穴，长强位于肛门附近，是督脉与足少阳经、足少阴经交会穴，并为督脉络穴，这是贺普仁教授治疗腹泻的经验穴。

淋证

田某，女，49岁。2011年5月9日初诊。

主诉：尿频、尿痛2周。患者近2周来尿频、尿痛，他院诊为尿路感染，服抗生素治疗后稍有好转，仍感尿频、尿急，尿血（+）。既往有反复尿路感染、尿血病史，遇劳则发。伴有腰酸膝软，神疲乏力，食欲不佳，头痛、头晕，颈肩痛。舌淡红，脉细。

中医诊断：淋证（劳淋、血淋，脾肾亏虚）。

西医诊断：尿路感染。

处方：阴陵泉、百会、气海、肾俞、关元、中极、气穴、足三里、三阴交、水泉、隐白。

操作：细火针点刺中极、阴陵泉、肾俞、水泉，毫针刺中极、阴陵泉、百会、气海、关元、气穴、足三里、隐白，补法为主，温针灸三阴交，留针30分钟。

针灸5次后，尿频、尿急明显减轻，尿血转阴，其他症状减轻，再巩固治疗3次，尿频、尿急基本消除。此后因头颈痛常来针灸治疗，偶有尿频、尿急，再针上穴仍有效，无尿血现象再发生。

按语：此患为劳淋、血淋，属于脾肾双亏。中气下陷，气不摄血故尿血。针灸治疗取百会、气海、关元、足三里、肾俞等穴可以补气摄血。脾主统血，隐白为足太阴脾经的井穴，阴经井穴善治血证。阴陵泉、中极、三阴交善治泌尿系疾病，可以利湿通淋。

火针治疗淋证，虚实皆宜，实则“以热引热”、祛邪通络，虚则温阳扶正、助膀胱气化功能。虚实淋证火针的刺激量有所不同。虚则刺激量小，以微微鼓舞正气，温通经络；实则刺激量大，以强力振奋正气，疏利气机，迫邪外泄。毫针则根据虚实状况，采用不同的补泻手法。

癃闭

张某，男，67岁。2017年7月4日初诊。

主诉：排尿困难5月余，加重半个月。患者5个多月前无明显诱因出现排尿困难，小便点滴排出，伴尿不尽感，尿频尿多，偶有急迫性尿失禁，夜尿3～4次，于外院检查发现双肾积水5个月，予西药及中成药治疗，效果欠佳，近半个月自觉病情加重。查：体瘦，面色无华，乏力，畏寒肢冷，食欲不振，舌质淡红，苔薄白，脉沉细。否认高血压病史。既往有糖尿病病史，冠心病病史30余年。

辅助检查：B超示双肾积水（北京某医院）。

中医诊断：癃闭（脾肾两虚，膀胱气化不利）。

西医诊断：尿潴留。

处方：主穴取太渊、气海、关元、中极、经验穴（大肠经前臂经验三奇穴，腕横纹上2、4、6寸）。配穴取中脘、足三里、脾俞、肾俞、太溪等。

操作：每周治疗2～3次，10次为一个疗程；经验穴采用透刺法，余穴虚补实泻，气海、关元加用灸法。

针灸第 2 次，患者诉针刺当日排尿较通畅，最多一次排尿约 400mL。继续治疗两个疗程后症状基本消失。

按语：本病多因肺、脾、肾三脏功能失调，三焦气化不利所致。本患由于年老体弱，脾肾亏虚，以致膀胱气化失司。方中太渊补肺气，功能通调水道，下输膀胱。中脘、足三里补中益气，培补后天生化之源，气血生化有源，则先天肾气得固。灸气海、关元以温肾阳，助膀胱气化。中极为膀胱之募穴，针之能促膀胱气化，通利水道。肝俞、肾俞可补益脾肾，加之经验用穴，可使相应脏腑功能得以恢复，气机调畅，小便自利。

胁痛

刘某，女，56 岁。2018 年 10 月初诊。

主诉：右胁部隐痛 8 年，加重 1 月余。患者曾于 2006 年在北京某医院确诊为胆囊炎，间断使用头孢、青霉素药物治疗（具体不详），近 8 年右胁肋隐痛时有发作，近 1 个月症状加剧，常于走动、进食后疼痛加剧。时有头痛、腹泻，双目干涩，胃部不适，畏冷。查：面色暗淡，形体偏瘦，言语清晰，对答切题，呼吸平稳，无异味。舌质淡暗，苔白腻，脉弦细尺弱。2006 年于北京某医院行腹部超声检查示胆囊壁毛糙、胆囊炎。1997 年于外院行子宫切除术，有大出血史，慢性胃炎 10 余年。

中医诊断：胁痛（脾虚胆郁）。

西医诊断：慢性胆囊炎。

处方：主穴取阿是穴、日月、丘墟。配穴取内关、期门、膈俞、胆俞、阳陵泉、太冲。

操作：先用火针点刺主穴及背俞穴，深度为 0.2 ～ 0.3 寸。再施以普通毫针刺，阿是穴、日月、期门平刺，膈俞、胆俞不再毫针刺，内关、阳陵泉、丘墟深刺近 2 寸，太冲直刺 1 寸，得气为度，局部 TDP 照射，留针 30 分钟。

治疗 3 次后疼痛明显减轻，后加足三里温针灸。治疗 7 次后疼痛基本消失，偶有胁下隐隐作痛，腹泻症状也明显减轻。

按语：胁痛虽以肝胆为主，但也与脾胃相关。火针温通，力专效宏，不仅可以行气，还可散瘀，是治疗胁痛类疾病的有效手段。但点刺局部不宜过深。丘墟为胆经原穴，配合局部阿是穴，有较强的疏胆利胆的作用，根据病情，深刺效果较好。内关通阴维，配期门、太冲可疏肝理气，通络止痛。阳陵泉是胆经下合穴，可清利肝胆湿热。足三里健脾和胃，鼓舞正气，促进气血生长。局部对症治疗治标，辨证选穴治本，远近结合、标本兼治，可取得较好疗效。保持心情舒畅，合理膳食可防止本病复发。

痹证

钱某，女，54岁。2011年10月11日初诊。

主诉：四肢关节痛数年。风湿性关节炎数年，反复发作，加重3个月。肢体关节疼痛较剧，遇寒加重，得热痛减，昼轻夜重。以右腕关节和左髋关节疼痛为著，关节屈伸不利，痛处不红不肿。面黄无华，形体消瘦，饮食无味，心悸自汗，头晕乏力。舌质淡暗，有瘀斑，苔薄白，脉细弦紧。血沉42mm/h，抗链球菌溶血素“O”试验600U，类风湿因子（-）。

中医诊断：痹证（气血亏虚，寒凝瘀闭）。

西医诊断：风湿性关节炎。

处方：阿是穴、外关、阳池、合谷、居髎、命门、肝俞、脾俞、肾俞、腰夹脊穴、肩髃、曲池、阳溪、阳谷、气海、关元、风市、阳陵泉、足三里、内膝眼、犊鼻、解溪、太冲、血海、八邪、八风。

操作：火针点刺阿是穴、右外关、阳池、合谷、左居髎、命门、肝俞、脾俞、肾俞、腰夹脊穴，点刺后再毫针刺。其他穴位毫针刺，得气为度，其中风市、足三里加温针灸。每周治疗3次。

治疗2周后疼痛大减，时有窜痛，再加火针点刺血海、八邪、八风。治疗3次后已无明显疼痛，然后改为每周一次针灸，巩固治疗。

按语：本患者四肢大关节广泛疼痛，故取穴较多。火针具有增强人体阳气、激发经气、调节脏腑功能的作用，使经络通、气血行，故临床用于治疗尪痹顽疾，疗效显著，复发率低。火针针刺阿是穴，直达病所，以其温热之力，散寒祛风，行瘀祛湿，使局部血脉通行，经筋得舒。夹脊穴毗邻督脉，以火针刺之可激发阳气，疏通相关经脉。局部取穴和辨证取穴结合相得益彰。

有些风湿性关节炎是在患了扁桃体炎、咽喉炎、鼻窦炎、慢性胆囊炎、龋齿等感染性疾病之后而发病的。这是人体对这些感染的病原体发生了免疫反应而引发的，因此预防感染和消除体内的感染病灶十分重要。平时要加强锻炼，增强身体素质，避免风寒湿邪侵袭，注意劳逸结合，饮食有节，起居有常，保持乐观的心理状态，做好这些有助于防治痹证。

痛风

案1 肖某，男，27岁。2017年6月5日初诊。

主诉：右足疼痛1年。1年前患者右足第1跖趾关节突然红肿热痛，查血尿酸高，诊断为痛风病，服用秋水仙碱等药物后症状有所缓解。后复发数次。现患者右足第1跖趾关节及足背肿胀，肤色暗红。形体肥胖，嗜食肥甘厚腻之物。舌淡胖质暗，苔白腻，脉弦滑。

中医诊断：痛风（痰瘀互结）。

西医诊断：痛风性关节炎。

处方：患侧阿是穴、内庭、太冲、大都、太白，双侧血海、阴陵泉、丰隆、复溜。

操作：以中粗火针，点刺患侧痛点、内庭，深度1～3分。火针速刺后使恶血流出。再以毫针针刺患侧痛点、大都、太白、内庭，双侧血海、阴陵泉、丰隆、复溜。针具严格消毒，注意局部卫生，防止感染。隔日治疗1次。

2017年6月8日二诊：针刺放血治疗后肿痛明显减轻。针灸治疗一次症状即明显改善，证明辨证取穴有效，继续前法治疗。

2017年6月12日五诊：肿痛范围明显缩小，足背肤色较前变浅。症状明显改善，继续针灸治疗，以巩固疗效。

2017年6月16日七诊：红肿热痛消失，足背肤色基本恢复正常。舌淡胖，苔薄微腻，脉弦。基本痊愈，嘱患者调整饮食结构，加强运动。

按语：中医学认为，痛风的病机在于风寒湿浊痹阻皮肉筋骨，久则郁而化热。针灸治疗痛风疗效显著。内庭、大都为荥穴，“荥主身热”；太冲为输穴，“输主体重节痛”。本病为痰瘀互结留滞关节，郁而化热所致。采用火针放血，一方面可使郁热随血而去；另一方面放血可“去菀陈莝”，起到止痛消肿的作用。在针灸治疗的同时，要对患者进行健康宣教，方可标本兼顾，减少复发。

案 2 李某，男，62 岁。2009 年 10 月 11 日初诊。

主诉：左足反复疼痛发作 2 年。2 年前因左足第 1 跖趾关节突然红肿热痛，查血尿酸高，被某医院诊断为“痛风病”。经服用秋水仙碱、羟基保泰松等药物后症状缓解，但服用秋水仙碱后胃肠不适、腹泻，且每隔 3 ～ 5 个月该处肿痛即发作一次。查患者左足第 1 跖趾关节及足背肿胀，肤色紫红。伴有头晕目眩，形体肥胖，胸脘痞闷，舌胖质黯，苔黄腻，脉弦滑。

中医诊断：痹证（湿热痰瘀蕴结）。

西医诊断：痛风性关节炎。

处方：阿是穴、行间、太冲、内庭、大都、太白、三阴交。

操作：在患侧痛点、行间、内庭、大都、太白处用粗火针点刺放血，总计出血量约为 50mL，三阴交、太冲毫针泻法，治疗 3 次后肿痛消失。嘱其调整饮食，戒烟酒，增强运动。随访 1 年未见复发。

按语：中医学认为，痛风的病机在于风寒湿浊闭阻皮肉筋骨，久则郁而化热而发病。贺氏针灸三通法治疗痛风疗效卓著。所选行间、内庭、大都为荥穴，“荥主身热”；太冲、太白为输穴，“输主体重节痛”。本病系由湿浊瘀阻，留滞关节经络，郁而化热所致。采用火针放血，一方面“以热引热”“火郁发之”，郁热之邪可随血而去；另一方面在肿痛处放血，可迅速祛除“菀陈”之血，起到止痛消肿、化湿除痹的作用。病重热重者放血要多些，此例患者放血较多，故取效迅速。辨证配穴，可治病求本，巩固疗效。

痛风可以由饮食、天气变化如温度气压突变、外伤等多方面因素引发，特别是高嘌呤饮食、大量饮酒是引发痛风的主要原因，对此要注意避忌。

痿证

李某，女，45 岁。2011 年 11 月 1 日初诊。

主诉：双下肢无力 5 年。因白塞综合征常服西药，近 5 年来逐渐出现双下肢无力，小腿以下麻木，双足发凉，今年天气转凉以来症状明显加重。他院诊为“药物性神经损伤”，经中药治疗无明显效果，现仍服用激素治疗白塞综合征。舌质紫暗，苔薄白腻，脉细涩。

中医诊断：痿证（瘀血痰湿阻络）。

西医诊断：药物性神经损伤。

处方：血海、足三里、丰隆、解溪、太冲、八风、丘墟、涌泉。

操作：用中细火针点刺血海、足三里、丰隆、解溪、太冲、八风、丘墟，然后再毫针刺，平补平泻，丰隆温针灸。

针刺3次后下肢麻木开始减轻，针灸9次后麻木感退到双踝以下，无力感明显好转，足底仍有凉感。加温针灸涌泉穴，再针5次后凉感明显减轻。巩固治疗3周，每周治疗2次，诸症基本消失。

按语：痿病是由邪热伤津，或气阴不足而致经脉失养，以肢体软弱无力，经脉弛缓，甚则肌肉萎缩或瘫痪为主要表现的肢体病症。多见于周围神经病变、脊髓病变、肌萎缩侧索硬化、周期性麻痹及药物损伤等。不同原因导致的痿证，治疗时难易程度有很大差别，治疗前要明确诊断，制定相应的治疗方案，一般疗程都会较长，需要患者坚持，并根据病情变化，调整治疗方案。涌泉穴是肾经井穴，有很强的醒脑开窍、疏经通络的作用，但由于针刺痛感较强，开始一般不用，疗效不好的时候加用，常可取得佳效，是本人治疗顽症痼疾的法宝。

面瞤

张某，女，67岁。2018年1月5日初诊。

主诉：双侧面部发紧，眨眼频繁7年余。2011年10月患者无明显诱因出现双眼周不适，逐渐出现眼睑痉挛，严重时难以睁眼，左侧尤甚。2014年于北京某医院诊断为“梅杰综合征”。经多方药物、针灸治疗疗效不显著。目前双眼抽动频繁，有时需手动撑开眼睑。面部发紧，左侧尤甚。平素纳可眠差，二便调。舌淡红少津，苔薄白，脉弦细。否认高血压、糖尿病、冠心病等慢性病史。否认家族遗传病史，否认其他外伤史。

中医诊断：面瞤（虚风内动）。

西医诊断：梅杰综合征。

处方：百会、神庭、印堂、风池、太阳、承泣（左）、迎香（左）、地仓（左）、颊车（左）、外关（左）、合谷（双）、丰隆（双）、三阴交（双）、太冲（双）、照海（左）。

操作：将细火针置于酒精灯上烧至白亮，迅速刺入面部腧穴和抽搐点，各点刺1～3次，深度为1～2分，不留针。肢体腧穴用毫针补法，三阴交温针灸，面部 TDP 照射。

2018 年 1 月 3 日二诊：自诉针灸治疗后当即面部发紧感有所减轻，但维持时间不长。继续上法治疗。

2018 年 1 月 9 日五诊：自觉面部发紧较前明显减轻，眼周及面部抽动频率减少，面部有舒适感。舌脉如前。针灸治疗对症有效，故继续前方治疗方案。

2018 年 1 月 23 日十三诊：面部轻松舒适，虽眼睑及面部仍有抽动，但频率及幅度均较前有明显改善。针灸改为隔 2 日 1 次。

按语：梅杰综合征目前尚无明确发病机理及有效治疗方案。中医针灸对此有部分疗效，早期治疗效果较好。根据发病症状来看属于中医“面瞤”范畴，主要责之于面部经脉滞涩不畅，气血不行，局部肌肉失于濡养；或阴血不足，面部筋肉失于濡养。在选穴上，多取阳明经、少阳经的穴位，因阳明经多气多血，少阳经多气少血，同时本病的发生部位也在这两经的分布区域内。由于本病的发生与精神因素有关，因此常取百会、神庭、三阴交等调神的穴位。根据跷脉的循行分布，跷脉司眼睑开合，故本病的治疗取八脉交会穴之一、通阴跷脉的照海穴，疏通跷脉气血，并滋阴降火。本病久治不愈要注意排除脑部疾患。

面痛

郭某，男，75 岁。2011 年 3 月 21 日初诊。

主诉：左面部发作性掣痛 10 日。数年前曾有三叉神经痛发作，近 10 日疼痛又作，痛感剧烈，遇寒则甚，坐卧不宁，难以进食、刷牙，诸药治疗不效。因以前发作曾在本科经针灸治愈，故又来求治。查疼痛部位为左侧面部Ⅱ、Ⅲ支神经分布区域。舌苔白，脉浮紧。

中医诊断：面痛（风寒阻络）。

西医诊断：三叉神经痛。

处方：阿是穴、听宫、下关、翳风、四白、夹承浆、三间。

操作：阿是穴、听宫、下关、翳风、四白、夹承浆毫针用泻法，面部 TDP 灯照射 30 分钟，三间温针灸。

治疗后疼痛即刻缓解，晚饭后疼痛再起。连针 3 次，疼痛稍有缓解。患者认为此次针灸效果不如前几年好，且此次增加了鼻痛，于是加用火针点刺面部穴位，加迎香，针后效果明显。再诊主动要求火针治疗，治疗 4 次后疼痛基本缓解，但后遗鼻及上唇麻木不适。此后每 1 ～ 2 周针灸 1 次，不适感逐渐消失。

按语：面痛属于难治性疾病，在多种疗法中火针是见效快、疗效相对较好的方法。本病的病机特点在于络脉阻滞，辨证要分清寒热，初病多实证，久病可虚实夹杂、气滞血瘀。

火针点刺阿是穴可直达病所，有很强的通络止痛作用，且作用时间较长。听宫是手太阳小肠经末穴，贺普仁教授善用此穴来疏通头面部的经络。下关是足阳明胃经穴，深部是三叉神经经过之处，深刺此穴可直接调整三叉神经的功能。三间是手阳明大肠经输穴，善治头面部痛证。也可配风池、合谷祛风散寒解表。若属热证可加曲池、外关清热祛风，面部火针点刺后可稍稍出血；有胃热可加足阳明胃经的荥穴内庭；气郁者可加内关行气解郁、安神通脉。头面部穴用火针治疗，效果强于普通毫针。若火针治疗效果不好，可能就需要外科手术治疗了。

多种邻近三叉神经的肿瘤可导致三叉神经痛，故应注意查明原因，积极治疗原发性疾病。本病早期常被误诊为牙痛，故有些患者因疼痛去拔牙，但拔牙后疼痛照样发作。只要注意到本病的疼痛特点，就可避免误诊。

二、妇科病症

不孕

李某，女，28 岁。2018 年 9 月初诊。

主诉：不孕 3 年。患者 14 岁月经初潮，但一直月经不调，或提前，或延后，以月经后期为主，曾在北京某中医院调理数月，月经正常了两年。后又月经失调，常 3 ～ 4 个月行经一次，因喝中药后胃不舒服，于是放弃了中医治疗。就诊时已结婚 3 年，尚未有孕，患者及双方父母都很着急。因其母亲经常到我处针灸，遂力劝女儿进行针灸治疗，犹豫数月后终于开始针灸治疗。患者身体肥胖，易生闷气，月经数月未行，食少，腹胀，寐差，时有腰酸乏力，二便尚调。舌质稍暗，苔薄白腻，脉弦尺弱。

中医诊断：不孕、闭经（脾肾不足，肝气不舒，痰瘀阻络）。

西医诊断：不孕。

处方：膻中、内关、膈俞、三焦俞、肾俞、中脘、下脘、气海、关元、天枢、大横、足三里、阴陵泉、丰隆、三阴交、太溪、太冲等。

操作：先用火针点刺膈俞、三焦俞、肾俞等穴，然后翻身仰卧毫针刺余穴。膻中沿皮针 3 寸，内关向上针 1.5 寸，中脘、下脘、气海、关元、天枢、大横均针 1.5 寸左右，得气为度。三阴交温针灸，太溪补法，太冲泻法。留针 30 分钟，每周 2 ～ 3 次。

针灸 1 个后月经来潮，但经期不稳定，再针 3 个多月，月经基本正常，针灸半年后，即 2019 年 3 月发现已经怀孕，前后共针灸 66 次。顺产一男婴，患者及其双方家长异常兴奋，送来一面锦旗，肝郁不舒的症状也随之消失。

按语：不孕不育已成为现代社会的常见现象，与环境污染、工作压力大有关系，也与先天肾气不足、后天脾胃失调有关。此患者长期肝郁不舒，精神不振，运动不足，导致脾胃失调，酿生痰湿，阻滞胞宫，并气滞血瘀，胞宫失养，故成经闭不孕。火针膈俞有活血行瘀的作用，针三焦俞、肾俞温肾调理三焦。针膻中、内关、太冲可疏肝解郁、开胸顺气。中脘、下脘、气海、关元为腹针引气归元穴组，可调理脾肾先后天。阴陵泉、丰隆、三阴交可运化痰湿，三阴交是调理生殖系统的要穴，并有安神助眠的作用。针对患者病情，综合调理，辨证施针，只要坚持治疗，至少闭经可以治愈，月经正常了怀孕也就有了可能。此患者怕针灸，并感觉针灸影响工作，不愿意坚持治疗，在她母亲坚决的督促下，才有了满意的效果。

缺乳

李某，女，32 岁。2017 年 6 月 26 日初诊。

主诉：产后乳汁不通 1 周。2 周前患者顺产一女，产后两天乳汁自下，但出乳不甚通畅。近 1 周来自觉乳汁流出不通畅，出乳较少，时有乳房胀满，无红肿热痛。必须用吸奶器，每次可吸出乳汁约 100mL。神疲乏力。纳可，二便调。舌淡红，苔薄白，脉缓。

中医诊断：缺乳（气血亏虚）。

西医诊断：乳汁不通。

处方：膻中、足三里（双）、少泽（双）。

操作：以中粗火针点刺双侧乳晕周围，膻中针刺深度 1 ～ 3 分。再以毫针围刺双侧乳晕周围，深刺膻中、足三里加灸。双侧少泽交替刺血。针具严格消毒，注意局部卫生，防止感染。每日治疗一次。

2017 年 6 月 27 日二诊：症状如前，患者因担心母乳喂养不足，稍显焦虑。告知患者此乃产后气血亏虚，局部经络不畅所致，嘱患者放平心态，适当加强营养，积极配合治疗，乳汁必通。

2017 年 6 月 28 日三诊：出乳较前稍畅，出乳量增加。症状有所改善，继续针灸治疗。

2017 年 6 月 29 日四诊：乳汁较前明显通畅。嘱患者尽量不用手动吸奶，多怀抱婴儿吸吮，刺激乳汁分泌及排出。

按语：中医学认为，产后乳汁不通与气血不足或经络不通有关，治疗时应仔细辨别虚实。气虚无力推动乳汁自下者，应补气而助乳汁排出；气滞不通者，应疏肝理气通络而助乳汁排出。此例患者经舌脉辨证后主要属于气虚无力推动者，故以补气通络为主。火针轻轻点刺乳房局部，以温通法疏通乳部，膻中可调畅胸中之气，足三里调补气血，温针灸加强补气通络的作用。少泽穴为通乳的经验效穴，交替刺血可促进乳汁分泌及排出。

乳癖

谢某，女，49 岁。2011 年 8 月 17 日初诊。

主诉：发现乳房肿块 1 周。患者既往因耳鸣、胃炎、腿寒等病症来我处针灸。1 周前发现双乳房有数处肿块，右侧稍大，如枣核大小，经彩超检查提示为良性增生。伴有畏寒，耳鸣，失眠，胃痛，有时腹泻，双下肢发凉，腰酸乏力，神疲倦怠，已绝经。舌淡质暗，苔白，脉沉细。

中医诊断：乳癖（脾肾阳虚，冲任失调）。

西医诊断：良性乳腺增生。

处方：主穴取阿是穴、膻中、中脘、下脘、气海、关元、足三里、三阴交。配穴取神庭、百会、听宫、翳风、天枢、照海、足临泣。

操作：以火针点刺乳房肿块特别是按压疼痛处，毫针刺膻中、神庭、百会、听宫、翳风、中脘、下脘、气海、关元、天枢、照海、足临泣，补法为主，足三里、三阴交温针灸。

治疗 2 次后，患者感觉火针疼痛，暂停火针点刺局部，余仍按上方治疗数次，后因故停针。1 个月后再来针灸时，患者高兴地说，乳腺增生消失了。

按语：乳癖多由情志内伤、冲任失调、痰瘀凝结而成。以乳房发生肿块和疼痛且与月经周期相关为特点，多见于中、青年妇女，其病因与肝、脾、肾三脏，以及冲、任等经脉关系密切。西医学认为本病与雌激素分泌增多、内分泌失调有关。中医治疗以疏肝理气、健脾化痰、补益肝肾、调理冲任为主。

膻中为任脉穴、八会穴之气会，针之可行气活血，特别能行胸中之气。本例患者脾肾阳虚、冲任失调，故用腹中任脉穴和足三里、三阴交补益脾肾，温针灸可加强温补力量。配穴主要针对耳鸣。照海穴可调理肾中阴阳，并可软坚散结。

火针点刺阿是穴和增生组织可直达病所，温通经脉、化痰散结。火针还能激发人体的阳气，启动命门之元阳，增强经络对气血的营运与推动作用，以开闭掘塞、疏通经络，既可补虚，又可祛邪。火针对人体刺激较大，少数患者难以接受，但火针有较长的后遗效果，故此例患者后来虽然停用火针，但极佳的临床效果大概还是与用火针有关。临床体会加用火针点刺乳房肿块局部，较单纯毫针治疗效果要好，且疗程缩短。另外，贺普仁教授的经验是乳胀可以温灸手太阴肺经的鱼际穴。

三、外科病症

肉瘿

王某，女，32 岁，工人。2008 年 1 月 6 日初诊。

主诉：发现颈部肿物 2 天。患者自述半年来因家庭琐事，心中郁闷，于 2 日前无意中扪及结喉左侧有一肿块，去某医院检查，诊断为“甲状腺腺瘤”，患者担心药物治疗副作用较大，遂来针灸科治疗。刻下症见结喉左侧有一肿块如花生米大，胸闷，急躁易怒，纳可，梦多，二便正常。舌淡，苔黄腻，脉弦滑。

中医诊断：肉瘿（气滞痰凝）。

西医诊断：甲状腺腺瘤。

处方：阿是穴、天突、内关、丰隆、太冲。

操作：以中粗火针速刺患部，散刺法，点刺不留针，进针达肿物2/3处，余穴均用泻法，留针30分钟，一周治疗2次。

治疗1个月肿块消失。

按语：本病的发生主要是情志抑郁，肝失条达，导致气滞血瘀；或忧思郁怒，肝旺侮土，脾失健运，痰浊内生；或因肝郁蕴热，化火伤阴，炼津为痰，而成肉瘿。故该病为气滞、痰凝、瘀血凝结颈部而成。其治疗原则为疏通经络、调整气血、散结消肿。火针具有很强的温通作用，点刺患部可以通经活血、化痰软坚、散结消瘿。天突为任脉穴，善于理肺气、化痰浊。丰隆为足阳明经的络穴，可调理脾胃、蠲化痰浊。内关是手厥阴心包经的络穴，针刺可以宽胸疏肝理气。

患者应保持心情舒畅，避免忧思郁怒，定期检查肿块大小、硬度和活动度。若发现恶性病变的征兆，应及早进行手术治疗。地方性甲状腺肿、甲状腺炎等甲状腺增大性疾病在针对致病因素治疗的同时可参考本例的治疗。

臁疮

刘某，女，53岁。2009年8月5日初诊。

主诉：右小腿溃烂1年余。2008年3月因丹毒发作导致右下肢静脉炎，后皮肤破溃、糜烂，伴疼痛，虽经治疗（具体用药不详）但伤口久不愈合，溃疡面越发扩大，皮肤硬化，无法独立行走。刻下症见右小腿前侧及内侧大面积溃疡，创面色暗，黄水浸淫，周围皮肤色暗，表皮发硬。舌淡苔白腻，脉沉无力。同时伴有下肢静脉曲张。

中医诊断：臁疮（脾虚湿盛）。

西医诊断：下肢慢性溃疡。

处方：患肢血海、梁丘、丰隆、阴陵泉、阿是穴、足三里、三阴交、商丘、照海、太冲。

操作：以中粗火针速刺，点刺溃疡面周围，深度1～3分。火针速刺后使恶血流出。再以毫针围刺溃疡周围，余穴平补平泻，留针30分钟。针具严格消毒，针后嘱保护创面，注意局部卫生，防止感染。隔日治疗1次。

2009年8月6日二诊：患者诉针刺放血治疗后感觉右下肢较前明显轻松。

针灸治疗1次，患者症状即明显改善，证明辨证取穴有效，继续前方治疗。

2009年8月20日六诊：右小腿创面渗出减少，开始收口。疼痛较前明显减轻。

症状明显改善，继续前方治疗，以巩固疗效。放血疗法改为每周1次。针灸治疗每周2次。

2010年9月16日四十诊：右小腿溃疡面无渗出液，面积开始缩小，溃疡边缘皮肤较前变软，颜色由紫红色开始转为暗红色，轻微疼痛，可以忍受并能独立行走约半小时。

患者症状明显得到控制并改善，继续遵循之前的治疗方案，适当延长治疗期限，改为每周1次，继续巩固疗效。但患者自觉无大碍，2～3周甚至一个多月才来针灸1次。

2017年4月22日复诊：患者右小腿无明显破溃面，原溃疡外围肤色变为淡红色，胫骨周围皮色呈暗红色，皮肤变软。无疼痛，每日行走如常。细火针点刺溃疡面中央及周围，毫针针刺患侧血海、梁丘、内膝眼、犊鼻、足三里、阳陵泉、阴陵泉、丰隆、三阴交、商丘、照海、太冲。因同时伴有严重的下肢静脉曲张，局部血液循环差，皮色未能恢复正常，后若感觉下肢沉重，即来针灸并放血数次，可以减轻症状。

按语：臁疮的发生，多因下肢脉络瘀滞，加之湿热之邪下注，气滞血瘀，日久化热，蚀皮腐肉而破溃。初发之时湿热邪盛，湿为阴邪，缠绵胶着，日久气血亏耗，气血两虚兼血瘀。故以清热利湿、调理气血为基本治疗原则。邪盛时放血泄热，正虚时补气调血。火针速刺后，可泻恶血郁热，畅通局部血脉。火针又属温通之法，后期可温通经脉、补益局部气血。皮肤、经脉得养，创口易愈。初期脾虚湿盛，配用阴陵泉、丰隆、商丘以健脾利湿；后期气虚血瘀，配用血海、足三里、三阴交以补气活血化瘀。

臁疮的治疗应根据病情的不同阶段判断正邪虚实，采用不同配穴辨证施治。同时火针的泄热及温通作用，在此病的应用中非常重要。此病疗程较长，需要嘱患者坚持治疗，同时注意饮食和适量运动。

筋瘤

张某，女，50岁。2011年10月11日初诊。

主诉：双下肢沉重4年。双下肢静脉曲张近4年。症见双小腿两侧静脉迂曲隆起，状如蚯蚓，色紫暗，以右下肢为重，伴右下肢憋胀，乏力，劳累后加重。舌质暗，有齿痕，苔薄白，脉沉涩。

中医诊断：筋瘤（气虚血瘀）。

西医诊断：静脉曲张。

处方：阿是穴、血海、委中穴、足三里、三阴交。

操作：以火针点刺血管隆起处及委中穴，开始放血数十毫升，以后根据静脉曲张情况适量放血。血海、足三里温针灸，三阴交平补平泻，留针30分钟，每周治疗1～2次。

治疗4次后，下肢憋胀明显减轻，治疗16次后，曲张静脉基本变平，颜色明显变浅，下肢不适感消失。

按语：本病初次治疗和体虚者不宜放血过度，要掌握好进针深度，以恰好刺破血管壁为宜，不可用力过猛刺透血管引起局部较大血肿和疼痛。患病久者局部血液瘀滞明显，针刺后血液不易流出，可用酒精棉球反复擦拭针孔处，促使瘀血流出，或用止血带结扎病灶上方后再用火针点刺。一般患者站立放血，体虚或畏惧者可卧位放血。糖尿病患者和易感染的患者慎用刺法，用时要严格消毒针具和穴位处，针后可用消炎药膏涂抹针孔处，以防感染。治疗当天局部勿着水。有凝血机制障碍者不宜用放血疗法。除了静脉放血外，辨证施针或配合活血化瘀等中药可提高疗效。注意局部保暖。

痔疮

某患者，男，59岁。2019年12月2日初诊。

主诉：肛门瘙痒，大便带血月余。患者因多食辛辣刺激食物及工作疲劳，致痔核大便时脱出，伴有鲜血，平时有肛门轻度瘙痒。伴心烦易怒，口渴，大便不畅，右侧肩背部酸痛。舌苔黄腻，脉弦滑。患者数年前犯痔疮，经笔者针灸 1 次即症状消失，故此次犯病又来求治。

中医诊断：痔疮（湿热下注）。

西医诊断：内痔。

处方：长强、承山、阿是穴、阴陵泉、委中。

操作：以中火针速刺痔核表面，散刺法，点刺 3 ～ 5 下。长强穴沿骶骨平面向上刺入 1.2 寸，其余穴位毫针刺用泻法，委中点刺放血。同时用火针点刺肩背部阿是穴。

治疗 1 次肛门症状减轻，3 次症状消失。然后火针点刺及针刺肩背部阿是穴，数次而愈。

按语：火针点刺局部，借火力达到祛瘀散结、消肿止痛的目的。内痔所在的位置在生理解剖上没有感觉神经，针刺时没有痛感，因此适合火针治疗。长强穴靠近肛门，善治肛肠疾患。足太阳膀胱经别入于肛，其经穴承山早在《铜人腧穴针灸图经》中即有“大便难，久痔肿痛”的适应证，《针灸聚英》也认为“刺长强与承山，善主肠风新下血”。两穴为治疗痔疮的经验要穴。阴陵泉清热利湿，点刺委中放血，可活血祛瘀。另外，贺普仁教授的经验是可以灸十四椎下旁开 1 寸处，以及针阳溪穴。此患者体质较好，对针灸敏感，有小疾即来针灸，往往针到病除。

针灸治疗时应嘱患者忌食辛辣刺激性食物，多饮水，保持良好的排便习惯。积极乐观的心态和适度的肌肉锻炼也有助于本病的康复。

蛇丹

刘某，男，43 岁。2017 年 3 月 14 日初诊。

主诉：右耳周、右侧颈肩疼痛 3 月余。患者诉 2017 年元旦前后无明显诱因出现右侧耳周及右侧颜面部疼痛，局部皮肤无变化。经外院诊断为带状疱疹，经抗病毒、针灸及肌内注射营养神经药物后，疼痛稍减，间断发作。查：面色稍黑，形态中等，言语清晰，无异常气味，舌暗淡，苔白，脉弦细，右耳周及颈肩部疼痛，右手中指、无名指、小指麻胀不适，右足心自觉麻木。既往体健，否认外伤史及遗传病史。

中医诊断：蛇丹（气滞血瘀）。

西医诊断：带状疱疹后遗神经痛。

处方：主穴取局部阿是穴、听会、翳风、肩井、大椎、曲池、外关、至阳。配穴取合谷、八邪、涌泉、崇骨、陶道、定喘。

操作：用火针烧红针尖后轻微点刺局部阿是穴及上述主穴，然后局部用TDP照射疼痛处，余穴施以普通针刺，平补平泻，留针30分钟，大椎、至阳、涌泉穴施以温针灸。

针刺1次后，患者诉疼痛有所减轻，右手小指麻木消失，其余症状亦稍有减轻。针刺5次后，右侧耳周疼痛基本消失，偶有发作；右侧颈肩疼痛大有减轻，右手中指及无名指偶感麻木，右足心麻木消失。

按语：带状疱疹若早期治疗不到位极易引发后遗神经痛，后遗神经痛多是阳虚邪陷、气滞血瘀的表现。火针点刺局部可温经通络止痛，引邪外出；局部施以温针灸可鼓舞阳气，行气活血。大椎、至阳为升阳要穴，曲池为治疗皮肤病的要穴，其他主穴为循经取穴。带状疱疹后遗神经痛虽然较为难治，但只要诸穴诸法配合适当，疾病就能较快恢复。此病还要嘱患者注意饮食及防止疲劳。

四弯风

史某，男，46岁。2018年4月19日初诊。

主诉：面部及上半身脱皮瘙痒1周。1周前无明显诱因出现面部及上半身皮肤脱皮伴瘙痒，在北京某医院皮肤科就诊时诊断为过敏性皮炎，予炉甘石外用，口服抗过敏药治疗，症状未见明显好转，遂来我处就诊。查：面色红，形体略胖，言语清晰，口无异味，面部、前胸、后背及双上肢皮肤脱皮，大量生屑，病情上午轻，下午症状加重，阳光照射时加重。舌红，苔白厚，脉数。既往体健。否认高血压、糖尿病、冠心病病史。否认食物及药物过敏史。

中医诊断：四弯风（湿热熏蒸）。

西医诊断：过敏性皮炎。

处方：主穴取面部局部阿是穴、上肢局部阿是穴、曲池、合谷、血海、大椎、神阙。配穴取足三里、风市、阴陵泉、太冲。

操作：火针选用细火针，在局部周围轻刺，微微出血，不留针，后用毫针局部围刺皮损重处，余穴毫针刺，得气即可，留针 30 分钟。大椎及神阙穴火针点刺后加拔火罐（时间少于 5 分钟），令黑血尽出。

治疗 3 次后瘙痒稍减轻；治疗 10 次后瘙痒明显减轻，皮屑明显减少。治疗 14 次后仅偶有皮屑伴瘙痒，后未再来。

按语：中医学认为，四弯风多因正气不固，湿热内蕴，风邪侵袭而导致发病。西医学认为，本病是一种过敏性疾病，但该患者否认有食物及药物过敏史。西药治疗此类疾病疗效多不佳且易复发。中医针灸对此类疾病有较好疗效。患处用火针可起到行气活血、祛风通络之效。血海、风市能活血祛风，大椎及神阙穴刺血拔罐对过敏性皮肤病有较好疗效，足三里可扶正祛邪，阴陵泉善于利湿，合谷、太冲调理气血。此病也可配合服用中药。

四、五官科病症

睑废

陈某，女，43 岁。2019 年 1 月 21 日初诊。

主诉：左上眼睑完全不能上抬 2 周。患者发病前曾有左侧额颞侧剧烈头痛史，之后出现左上眼睑完全不能上抬。于外院行肌电图、脑 CT 等相关检查均未见明显异常。刻下症见左眼睑下垂，完全覆盖眼球，无眼肌抽动。无眼裂，双侧瞳孔等大等圆，对光反射存在，角膜反射存在。纳眠可，二便可，神情忧郁。舌淡红，苔薄微黄，脉细。

中医诊断：睑废（肝郁脾虚）。

西医诊断：眼睑下垂。

处方：百会、头维、太阳、阳白透鱼腰、攒竹、四白、合谷、足三里、三阴交、光明、太冲、申脉。

操作：取细火针快速点刺左眼睑周围皮肤、阳白、太阳、四白、头维。然后用毫针刺法针上述各穴，得气为度，足三里、三阴交交替温针灸。

2019 年 1 月 23 日三诊：针后眼睑下垂无明显变化，但头痛有所缓解。按原法继续施治。

2019 年 1 月 28 日五诊：头痛已痊愈，但左上眼睑仍感无力，完全不能抬起。嘱患者调畅情志，不要急躁。继续前方治疗。

2019 年 2 月 3 日十诊：近日自觉左上眼睑无力感有所缓解，但眼睑仍无法抬起。因逢春节假期，回东北老家暂停治疗，嘱患者节日期间节饮食、调情志、避风寒。待门诊恢复后继续针灸治疗。

2019 年 2 月 20 日十五诊：假期未治疗，休息为主，嘱其每日用湿热毛巾敷眼部 2 次，每次 5 分钟。这次回来发现左上眼睑可部分抬起，左眼裂 1 ～ 2mm。针灸治疗初见成效，上方穴位加左侧睛明穴，浅刺不提插捻转。继续观察病情，针灸治疗改为隔日 1 次。

2019 年 3 月 6 日二十诊：左侧眼睑较前明显有力，可自行开合，但不太自如。左眼裂 3 ～ 5mm。继续巩固治疗。共治疗 30 多次基本恢复正常，后未再来。

按语：眼睑下垂属中医学“睑废”范畴，病位在胞睑，病机多为脾肾亏虚，脉络失养，邪客于胞睑致眼肌松弛无力上举。足三里、三阴交益气补脾。火针点刺眼睑周围皮肤可促进眼周血液循环，濡养眼部筋脉肌肉。阴阳跷脉“司目之开合”，阴阳跷脉会于目内眦，不仅可约束眼睑肌肉，其脉气还可濡养眼目，调节眼睑开合。申脉为足太阳膀胱经穴，亦为八脉交会穴，通阳跷脉。百会位居人体最高，为诸阳之会，可升阳益气，有助眼睑上举之功。三阴交为足三阴经之交会穴，能调理肝、脾、肾三脏，激发经气，刺激肌肉恢复活力。肝经入目，上额交颠，故眼病常用足厥阴肝经原穴太冲。此疾为难治病，需要坚持治疗，方能逐渐起效。此患者头几次针灸后眼睑无变化，但其坚信本人能给她治好，所以开始无效也不放弃；本人也认为辨证无误，守方治疗，终获佳效。

针眼

戴某，女，27 岁。2017 年 1 月 3 日初诊。

主诉：右上眼睑肿胀痛 3 天。3 天前无明显诱因出现右侧上眼睑肿胀痛，自行涂抹红霉素软膏，疼痛略缓解，仍肿胀不适，眼睑活动闭合不利，饮食、睡眠可。查：面色红润，右眼睑微红肿，言语清晰，对答切题，呼吸平稳，无异味。舌质红，苔薄白，脉浮。否认家族遗传病史，否认其他外伤史。

中医诊断：针眼（肝火上炎）。

西医诊断：麦粒肿。

处方：阿是穴、攒竹、太阳、耳尖、大椎、肝俞等。

操作：以细火针点刺患部，毫针常规针刺，攒竹透鱼腰、丝竹空，太阳、耳尖点刺出血。

2017 年 1 月 4 日复诊，肿胀基本消失。

2017 年 1 月 10 日再诊，基本痊愈。

按语：中医学认为，本病主要是邪火内郁的实热证，实则泻之，治疗应以清热解毒、散结、泻火为主，故临床多用泻法祛实热，火针点刺结肿局部可直接散结消肿，所谓"火郁发之"也。辅以攒竹、太阳以清泄眼部郁热而散结。耳尖穴为经外奇穴，具有祛风清热、止痛消炎的作用。肝火炽盛可在大椎、肝俞点刺放血拔罐，大椎为诸阳之会，刺血拔罐可泄诸热，肝俞刺血拔罐可清肝火。嘱患者减少用眼，清淡饮食，注意眼部卫生，预防感染。

青盲

茅某，男，59 岁。2018 年 4 月 17 日初诊。

主诉：突发双眼一过性视野缺损 4 个月。2017 年 12 月 17 日出现双眼左侧视物发黑，持续 5 ～ 10 秒即恢复正常，余无明显不适。头颅 CT 示腔隙性脑梗死，经静脉输液治疗（具体用药不详）半月余，症状无明显改善。两个月前于外院行针灸治疗亦无明显缓解。两天前自觉头晕，头颅 CT 示有新发脑梗死。刻下症见时头晕，无视物旋转，无恶心呕吐，无肢体活动不利及麻木。双眼左侧短暂性视野缺损，持续 5 秒左右恢复正常。双眼白内障，胆结石病史。血压近期波动于（130 ～ 150）/（80 ～ 90）mmHg。否认糖尿病病史。否认过敏史。舌红苔薄，脉弦细。

中医诊断：青盲（肝肾两亏）。

西医诊断：球后视神经炎。

处方：百会、神庭、印堂、阳白透鱼腰、太阳、四白、风池、合谷、中脘、下脘、关元、足三里、阳陵泉、光明、三阴交、太冲。

操作：以细火针点刺眼周及风池穴。余穴用毫针针刺，得气为度。

2018 年 4 月 18 日二诊：针后眼睛舒适，视物同前。仍有头晕，血压

140/90mmHg。继续前方治疗，密切观察病情变化。

2018年4月25日五诊：头晕较前缓解，血压基本正常，维持在130/85mmHg左右。双眼左侧仍有短暂性视野缺损，但持续时间较前有所缩短，每次持续3秒左右。继续前方治疗。

2018年5月7日十诊：一般情况良好，无头晕，血压较为平稳，仅在看东西的最初1～1.5秒时双眼左侧有缺损，随即恢复正常，症状改善明显。

患者非常满意，坚持每周1～2次针灸治疗以巩固疗效，针灸20多次基本恢复正常后未再来。

按语:《灵枢·大惑论》有“五脏六腑之精气，皆上注于目而为之精，精之窠为眼”,《灵枢·海论》有“髓海不足，则脑转耳鸣，胫酸眩冒，目无所见，懈怠安卧”。由上述论述可看出，眼病与脑病相关，本患临床表现为头晕、视野缺损，加上头颅CT检查的结果，均提示眼脑同病。故在治疗时取百会、神庭、印堂头部诸穴以安神开窍。取火针点刺眼周穴，可疏通眼周经脉气血，风池为眼病要穴，宜适当深刺。结合舌脉，本例患者为脾肾不足，取中脘、下脘、足三里诸穴健脾以增强气血化生，三阴交补益肝肾，太冲调节肝经气血，坚持治疗，可收良效。

视歧

方某，女，60岁。2020年2月11日初诊。

主诉：视物重影伴头晕头痛月余。无明显原因逐渐视物不清、重影，多家医院诊断为“眼肌麻痹”，认为应该住院治疗，但因恰逢新型冠状病毒感染疫情暴发而无法收治，故只给予一些西药服用，毫无效果。患者十分焦虑，担心病情不断加重，四处打听何处可治，一亲友告其只有我科疫情期间坚持不停诊，于是来诊。患者心烦失眠，情绪低落，颈肩疼痛不适，腰腿疼痛，下肢畏寒，神疲乏力，纳少，二便尚可。舌质稍暗，舌尖偏红，苔薄白，脉弦。既往体健，无高血压、糖尿病病史，否认外伤史，颈椎病、腰椎病10余年。

中医诊断：视歧、眩晕（脾虚肝郁，虚火上扰）。

西医诊断：眼肌麻痹。

治法：温经散寒，化瘀通络。

处方：主穴取太阳、印堂、百会、风池、足三里、三阴交、合谷、太冲。配穴取神庭、本神、率谷、养老、膈俞、肝俞、光明、阿是穴。

操作：以中粗火针快速点刺阿是穴、百会、太阳、率谷、神庭、本神，稍出血，余诸穴施以普通毫针刺，得气为度，三阴交温针灸，留针 30 分钟。腺苷钴胺 1.5mg 交替注射太阳、风池穴。

复诊：当日针刺后，头痛即有明显缓解。开始 2 周由于受疫情期间出诊时间限制，每周治疗 1 次，后改为每周 2 ～ 3 次针灸治疗。治疗 5 次后，视物重影开始减轻，头痛基本消失，仍然时感头晕。再治疗 7 次，视物重影、眩晕消失，下肢畏寒明显减轻，精神振奋，要求巩固治疗，并要求继续治疗颈肩腰腿疾患。

按语：对此类疾患，由于病因不清，西医往往无从下手，而中医则可辨证求因，审因论治。针灸对头面五官疾患能够直达病所，较药物疗法有明显的优势。该患者据症状可以辨证为脾虚肝郁。脾主肌肉，脾虚则肌肉无力，故可出现眼肌麻痹，眼肌不协调则可出现视物重影，视物重影则可导致眩晕。患者有颈椎病病史，颈椎问题也可引起眩晕。患者因病不得治疗，服药也无效果，致心烦失眠、情绪低落。肝郁化火，则可出现头痛、头晕，但其下肢畏寒，故此火属于虚火。

患者素有颈椎病病史，颈椎受邪也有可能引起视歧、眩晕。《灵枢・大惑论》曰："邪中于项，因逢其身之虚，其入深，则随眼系以入于脑，入于脑则脑转，脑转则引目系急，目系急则目眩以转矣。邪其精，其精所中不相比也则精散，精散则视歧，视歧见两物。"

针灸可以采用清上温下的方法，用中粗火针快速点刺头面诸穴，并放血少许，可以清泻虚火，对头痛眩晕有较快疗效。太阳、印堂、风池、合谷、太冲、养老、膈俞、肝俞、光明均针对眼睛疾患，可调节眼肌、定眩明目。足三里、三阴交健脾补气、生化气血。百会健脑升清、定眩安神。三阴交温针灸对眼肌麻痹有较强的针对性，且可温通下肢经络。腺苷钴胺 1.5mg 交替注射太阳、风池穴有营养眼周神经的作用，可提高针灸疗效和延长针灸作用时间。眼睛疾患容易反复，针灸取效后，应注意巩固治疗。

耳鸣

案 1 吴某，男，64 岁。2017 年 11 月 9 日初诊。

主诉：耳鸣 1 个多月。患者于 2017 年 9 月中旬无明显诱因出现左侧耳鸣，声音较大，呈轰鸣声，持续不断，自觉听力严重下降，无法接听手机。于北京某医院就诊，测试听力受损，予肌注营养神经药物。治疗近 1 个月后自觉听力有所恢复，可以听见手机内声音，但内容不甚清楚，感觉鼻腔与耳道不通。平素纳眠可，二便调。舌边尖微红，苔薄，脉弦。否认高血压、糖尿病、冠心病等慢性病病史。

中医诊断：耳鸣（肝火上炎）。

西医诊断：神经性耳鸣。

处方：百会、神庭、头维、听会、翳风、中渚、足三里、地五会、太冲。

操作：取中粗火针在双侧耳周快速点刺。双侧耳尖放血。其余百会、神庭、头维、听会、翳风、中渚毫针刺，平补平泻；地五会、太冲行毫针泻法；足三里温针灸。TDP 照射耳周。

2017 年 11 月 13 日二诊：患者自觉放血后耳内很舒适，鸣响如前。继续前方治疗。

2017 年 11 月 23 日十诊：患者自觉耳内鸣响较前缓解，接听手机时可听清楚所讲内容，鼻腔与耳道不通畅之感觉明显缓解。针灸有效，嘱继续前方治疗。频率改为每周 3 次。

患者自诉针灸治疗约 20 次后，耳内几乎没有异响，耳道无堵闷感，仅在周围环境特别嘈杂时感觉听力稍差。

按语：耳鸣即无外界环境刺激下自觉耳内鸣响的病症，耳鸣日久，可发展为耳聋，或耳鸣同时伴有听力下降。治疗耳鸣当疏通经络和辨证治疗相结合。取头部百会、神庭、头维，疏利头部经气，通督提神。耳周翳风、听会，疏通手足少阳经经气，使经络通畅。中渚、地五会分别为手足少阳经腧穴，上下取穴，疏泄少阳经气。温针灸足三里调和脏腑，补益气血，笔者对年老体弱者一般都用此穴。《席弘赋》中有“耳内蝉鸣腰欲折，膝下明存三里穴，若能补泻五会间”的记载，故笔者常用足三里配地五会。若肝胆相火上炎所致耳鸣，则加耳尖放血，泻太冲、行间、侠溪等穴。耳鸣早期针灸治疗效果相对较好，病程超过半年者难治。

案 2 赵某，女，76 岁。2017 年 7 月 11 日初诊。

主诉：耳鸣伴听力减退 3 年余。患者诉 2014 年 6 月无明显诱因出现右侧耳鸣，白天重、夜间轻，未诊治过，后感冒发热引起右耳耳鸣加重，听力严重减退，在北京某医院诊断为神经性耳聋，未予特殊治疗。2016 年 5 月左侧耳鸣突发，于外院口服中西药、输液（不详），均不见好转，双耳听力逐渐下降，至就诊时右耳已无法听到声音，左耳偶可听到高音，严重影响交流。伴食欲差，精神萎靡，腰膝酸软。查：面色偏黄，形体偏瘦，言语清晰，舌暗紫苔白，舌根微腻，脉弦细。既往有高血压、冠心病病史。否认外伤史，否认食物及药物过敏史。

中医诊断：耳鸣耳聋（气血瘀滞，脾肾两虚）。

西医诊断：神经性耳聋。

处方：主穴取百会、神庭、听宫、听会、中渚、足三里、足临泣。配穴取四神聪、角孙、翳风、风池、本神、外关、三阴交、太溪、太冲。

操作：先用细火针烧红后轻微点刺四神聪、耳周诸穴，快刺不留针，余穴施以普通针刺，得气为度，足三里施以温针灸。

针刺 6 次后，患者诉双耳自觉发胀，无其他不适，加外关施以温针灸，腺苷钴胺 1.5mg 风池穴注射，辅以耳穴内耳、皮质下揿针治疗。针 10 次后，患者诉症状同前，无明显变化；针 20 次后，患者诉自觉双耳发胀，予双耳尖放血治疗，症状无明显改善；针 29 次后，患者诉双耳发胀加重，次日自觉左耳耳鸣减轻，无耳胀感；针 32 次后，患者左耳耳鸣明显减轻，可接打电话，基本可正常交流，右耳无耳鸣，可听到声音，患者不愿去检测听力。因症状明显好转，生活恢复常态，患者后来未再针灸治疗。

按语：患者年事较高，脾肾功能转弱，气虚血亏，肾精不足，虚火上炎，局部取穴加远端配合，加之温针灸足三里，可助脾胃运化，且能引火下行。因患者久病，耳周诸穴多用深刺法，得气感明显。在治疗 20 多次无效的情况下，一般患者基本会放弃治疗，但该患者坚信本人针灸技术，坚持治疗，最后取得了满意疗效。耳鸣耳聋是难治病，针灸仅对部分患者有效，早期治疗效果相对较好。

耳聋

冯某，男，64 岁。2017 年 7 月 4 日初诊。

主诉：右耳暴聋 4 天。患者 10 天前无明显诱因出现右耳突聋，一开始听不到任何声音，之后似有水流声，间断耳鸣。外院检查除外器质性病变。发病第二天右耳出现高频耳鸣，第三天再次无法听到任何声音。平素工作压力较大，耳鸣多年。性急易怒，舌暗红苔薄白，脉弦。高血压病史 30 余年。

中医诊断：耳聋（肝火上炎）。

西医诊断：神经性耳聋。

处方：百会、神庭、本神，右角孙、听会、翳风，双侧中渚、足临泣、足三里。

操作：以中粗火针，点刺右侧耳周、百会、神庭、本神，深度 1 ～ 3 分，稍出血。再以毫针针刺百会、神庭、本神，右侧角孙、听会、翳风，双侧中渚、足临泣、足三里。右耳 TDP 灯照射 30 分钟。足三里加灸，每天针灸 1 次。

2017 年 7 月 9 日四诊：患者诉治疗 3 次后自觉症状较前有所改变，右耳中仍有尖锐声。继续之前治疗方案。患者平时压力较大，又有多年高血压病史，嘱其保持平和心态，积极控制血压，按时来诊。

2017 年 7 月 11 日五诊：患者自诉四诊后右耳中尖锐声变为时有轰鸣声，仍守原方治疗。

2017 年 7 月 13 日六诊：近 2 日未出现明显耳鸣，自觉听力恢复 80%。

针灸治疗有效，继续巩固治疗，可适当延长治疗间隔时间，改为每周 2 次，后再改为每周 1 次，两个月后基本恢复正常。

按语：突发性耳聋的西医学机制尚不十分明确，目前治疗方式基本为高压氧舱或静点改善微循环药物，但疗效不稳定。针灸早期治疗突聋有较好疗效。本例突聋大致为肝胆风火上逆所致。火针点刺耳周可疏通耳周经脉。百会、神庭等穴点刺出血可以清肝息风安神。中渚、足临泣为少阳经远端取穴，可疏散少阳风火，为治耳要穴。足三里加灸可引火下行，并能补益气血。

病变部位行 TDP 灯照射也属于温通法的一种，可促进局部血液循环，加快组织新陈代谢，促进疾病恢复。耳鸣耳聋应该及早针灸治疗，病程长者较难治。开始针灸治疗频次要高，见效后再延长治疗间隔，可局部穴位注射营养神经药配合针灸治疗。

鼻鼽

梁某，女，45 岁。2017 年 11 月 21 日初诊。

主诉：鼻塞流涕 3 天。患者有过敏性鼻炎病史 10 余年，对冷空气过敏，感冒后症状发作，一直未系统治疗。3 天前感受风寒后出现严重的鼻塞流涕症状，影响睡眠，自服感冒清热颗粒，症状无明显缓解。平时身体较弱，纳少，易感冒。查：面色偏黄暗，形体适中，言语清晰，呼吸无异味，舌尖红，苔薄白，脉弦数。否认遗传病史。否认食物及药物过敏史。

中医诊断：鼻鼽（风寒化热）。

西医诊断：过敏性鼻炎。

处方：主穴取迎香、印堂、风池、合谷。配穴取百会、列缺、外关、曲池、足三里、中脘。

操作：火针点刺迎香、印堂，足三里施以温针灸，余穴行毫针常规针刺，得气为度，留针 30 分钟。

治疗 3 次后，鼻塞流涕均有所减轻；治疗 7 次后，鼻塞基本消失，偶有流涕，量少；治疗 10 次后，症状基本消失。

按语：中医学认为，本病多因肺气亏虚，卫外不固，风邪乘虚侵袭机体，导致肺失宣降，津液内停鼻窍而发病。鼻为肺之门户，鼻病伤及肺阳，卫阳不足，故病久不愈，则累及脾肾。火针点刺鼻周诸穴可直达病所，强力温通经络。印堂、迎香既为局部取穴，又可疏风邪，宣肺气；曲池、合谷清热散邪；列缺可宣肺开窍；风池、外关有较强的祛风作用，适宜于过敏性疾病；足三里施以温针灸，可振奋阳气，补益气血，扶正祛邪，体质弱的患者宜用。针对过敏性鼻炎，还应避免接触过敏原，寒冷季节注意保暖，加强体质锻炼，提高自身免疫力。

五、骨伤科病症

项痹

案 1 钱某，男，45 岁。2017 年 11 月 28 日初诊。

主诉：左手间断麻木 10 余年，加重 2 个月。患者同时伴有颈部僵硬不适，偶有头晕，不伴恶心呕吐。双下肢外侧至足踝麻木，左侧尤甚。外院行颈部 MRI 检查示 C3 ～ C7 增生，椎管狭窄伴水肿，相应脊髓节段受压；L4 ～ S1 椎间盘突出。建议手术治疗，患者拒绝，故来门诊保守治疗。舌暗苔薄白，脉沉弦。

中医诊断：项痹（气滞血瘀证）。

西医诊断：颈椎病（神经根型）。

处方：大椎、陶道、崇骨、双侧颈百劳，患侧曲池、手三里、合谷、外关，双侧环跳、肾俞、大肠俞、阳陵泉、委中、悬钟、昆仑、丘墟、申脉、太冲。

操作：以行气活血通络为治则，在 C3 ～ C7 棘突及颈肌压痛点行火针点刺。其余患侧曲池、手三里、合谷、外关，双侧环跳、肾俞、大肠俞、阳陵泉、委中、悬钟、昆仑、丘墟、申脉、太冲用毫针刺法平补平泻。左悬钟、昆仑温针灸。TDP 照射颈部 30 分钟。

2017 年 12 月 4 日四诊：针后颈部僵硬不适有所缓解，但仍有左手麻木。治疗对症有效，治疗同前，加患侧八风。

2017 年 12 月 11 日八诊：颈部已无明显不适，双下肢外侧麻木较前缓解。左手仍感麻木较甚。考虑因神经根受压，影响上肢循环，为经络受阻，气血不通，故合谷、外关加温针灸。

2017 年 12 月 18 日十一诊：左手麻木较前有所缓解，治疗对症有效，守方继进。每周针灸 2 次。共治疗 20 次，颈痛、手麻基本消失，下肢麻木也明显减轻。

按语：针灸治疗颈椎病疗效确切显著。颈部有多条经络分布，其中以循行于项部的足太阳膀胱经、督脉、手少阳三焦经及足少阳胆经对颈椎病的影响最大。火针具有温经散寒、通经活络的作用，既有针刺之效，又有温灸之功，加强了对经络的疏通作用。中医学认为，麻木为气血不足之症。合谷为手阳明大肠经原穴，多气多血，外关为手少阳三焦经络穴，艾灸两者可鼓舞上肢气血流通，以缓解手指麻木。

颈椎病临床上以颈型、神经根型最为常见，此二型用火针治疗效果非常好。对其他类型的颈椎病可结合眼针、腹针、耳针等微针方法以提高疗效。同时应注意与梅尼埃病、颈椎结核、胸廓出口综合征等疾病的鉴别。

案 2　陈某，女，57 岁。2017 年 8 月 15 日初诊。

主诉：双侧颈肩酸痛 4 个月余，伴足跟痛 1 周。患者自诉 4 个多月前游泳后未披浴巾，晚上双侧肩部疼痛，左重右轻，左肩疼痛无法抬举，同时后颈部僵硬疼痛。自用云南白药膏、消痛贴膏外用，疼痛稍有缓解。查：面色红润，形体适中，言语清晰，对答切题，呼吸平稳，无异味，舌淡红，苔薄白，边齿痕，脉弦细。辅助检查：颈椎 CT 示颈椎间盘增生，韧带钙化，椎管狭窄。颈椎病病史 10 余年；糖尿病病史 4 年余，用胰岛素及二甲双胍阿卡波糖片控制，现血糖控制良好。

中医诊断：项痹（风寒痹阻，气血瘀滞）。

西医诊断：颈椎病。

处方：局部阿是穴、风池、天宗、颈夹脊、大椎、肩前、肩髃、肩髎、肩贞、肩井、外关、三间、后溪。

操作：局部阿是穴、大椎、天宗、肩髃、肩髎用火针，将针尖烧红后，对准穴位，速刺疾出，刺入深度为 0.3 ～ 0.5 寸，出针后按压针眼片刻。其他穴位平补平泻，留针 30 分钟。足跟痛取局部足跟透照海，快针直接扎入足跟中。

治疗 2 次后颈部疼痛、足跟痛明显减轻；治疗 10 次后，右肩疼痛明显减轻，左肩疼痛有所缓解；治疗 31 次后，患者诉右肩疼痛消失，左肩疼痛明显减轻。

按语：颈肩疼痛在临床十分常见，多是局部有劳损基础，受风寒侵袭，则病情发作。用火针加普通针刺治疗，临床疗效较佳，同时应嘱咐患者平时加强颈肩部肌肉力量的锻炼，以增强局部抵抗力，平时注意姿势及避寒保暖。

落枕

于某，男，36 岁。2017 年 9 月 4 日初诊。

主诉：颈项疼痛活动受限 1 天。患者于 1 天前晨起后，突感颈部疼痛伴活动受限，不能回转，头向左侧倾斜及向左后看时疼痛加重。自行贴膏药治疗，效果不显，遂来针灸。查：左侧颈肌、斜方肌紧张，压痛明显，头颈部呈强迫左斜位。舌暗淡苔薄白，脉弦。无外伤史及其他病史。

中医诊断：落枕（风寒瘀滞）。

处方：阿是穴、听宫、风池、养老、手三里、悬钟。

操作：以中粗火针，点刺痛点 2 ～ 3 处，每处点刺 2 ～ 3 下。用毫针直刺左侧养老穴 1 寸深，强或中等刺激量，得气后行捻转手法，并嘱患者配合左右活动颈部。再用毫针直刺风池、听宫穴 1 寸，悬钟穴 1.5 ～ 1.8 寸深。留针 20 分钟。

患者起针后已无明显不适感，经治 1 次即愈。

按语：落枕多因睡眠时姿势不良而发病，也有因感受风寒导致颈背部气血凝滞，两者均可导致筋络痹阻使颈部僵硬疼痛、动作受限。火针点刺痛点可疏通局部气血，迅速缓解局部肌肉的痉挛。听宫穴是贺普仁教授常用的治疗落枕的穴位。该穴属于手太阳小肠经，并与手足少阳经交会，此三经循行均经过颈肩部，故可治疗本病。悬钟属于足少阳胆经，《灵枢·经筋》云："足少阳之筋……颈维筋急。"悬钟穴是足少阳经与阳维脉交会穴，有较强的疏通经络作用，主治头项强痛、肩背疼痛。手三里是手阳明大肠经的腧穴，阳明经为多气多血之经，针刺该穴可调畅气血。养老是手太阳经的郄穴，郄穴善于治疗急症，可用于手太阳经脉循行所过之处的急性疼痛。风池亦属于足少阳胆经，有较强的祛风作用，也是治疗颈部疾患的局部要穴。

为预防本病的发生，平日应调整好枕头的高度及睡眠姿势，注意颈部的保暖。但如果落枕经常反复发作或长时间不愈，则应考虑颈椎病的存在，及时做相应的检查，以便早发现、早治疗。

肩凝症

案 1　王某，女，73 岁。2017 年 10 月 9 日初诊。

主诉：左肩关节反复疼痛 2 年余。疼痛以夜间为甚，范围涉及肩峰周围、三角肌及前臂前侧，不能梳头，穿脱衣服困难。肩部活动明显受限，尤其外展及上举时症状加重。曾贴膏药及针灸治疗，症状有所缓解，但疼痛、活动受限无明显改善。查：左肩关节功能障碍，上举 120°，后伸 25°，左手不能梳头；肩部肌肉僵硬。X 线检查未见明显异常。舌暗淡苔薄白，脉弦。

中医诊断：肩凝症（风寒瘀滞）。

西医诊断：肩关节周围炎。

处方：听宫、肩髃、臂臑、曲池、手三里、外关、三间、条口透承山、阳陵泉。

操作：在肩关节周围寻找敏感压痛点，以中粗火针，点刺 2 ～ 3 处，深度 0.5 寸。毫针刺条口透承山，得气后行捻转手法，并嘱患者同时配合活动患肩。三间穴温针灸。其他穴位毫针刺，得气为度，留针 30 分钟，同时患肩 TDP 照射。

2017 年 10 月 16 日四诊：左肩上举及外展范围较前有所扩大，但活动时仍然较为疼痛，以臂臑穴处为著，夜间痛甚。继续前方治疗，臂臑穴温针灸。嘱防寒保暖，避免劳累。

2017 年 10 月 18 日六诊：左肩疼痛较前缓解，夜间虽疼但可以忍受。活动范围较前扩大，上举 135°，后伸 30°。继续治疗 10 次后基本痊愈，疼痛消失，功能恢复正常。

按语：肩凝症多因经筋失养而致。火针具有温经通络、行气活血的功效，可助阳散寒、除湿散结，从而达到治病目的。肩凝症是火针最适宜治疗的病症之一，贺普仁教授早年发掘火针疗法，就是从肩凝症等病的治疗开始的。条口透承山是治疗肩凝症的经验效穴，也是贺老的常用穴，可调动阳明经气血，鼓舞中焦脾胃之气，以濡筋骨、利关节。在治疗时患者配合主动活动患肩对治疗也至关重要，可加强局部气血的流通。听宫穴为手足少阳、手太阳之交会穴，贺普仁教授善用此穴疏通上焦气血。

案2 王某，男，55岁。2018年2月5日初诊。

主诉：左肩疼痛1年余，加重10天。患者诉2016年12月受凉后出现左肩疼痛，后伴活动障碍，自行贴膏药治疗，未见好转，于2017年5月在我科针灸治疗5次后，症状好转未再来诊治。2018年2月无明显诱因肩痛症状复发，夜间尤甚，各向运动受阻，热敷外用膏药无好转。查：面色红润，形体偏胖，言语清晰，呼吸平稳，无异味，左肩肩周轻度压痛，外展及内旋活动受限，无红肿破溃。舌质紫暗，苔白腻。既往体健，否认高血压、糖尿病、冠心病等病史。

中医诊断：肩凝症（寒湿阻络）。

西医诊断：肩周炎。

处方：阿是穴、肩髃、肩髎、肩前、三间、风池、外关、条口透承山。

操作：肩周阿是穴先用中、粗火针快速点刺，不留针。条口透刺承山穴，嘱患者同时活动肩部，幅度由小到大，发现新的痛点再用火针点刺阿是穴。肩髃和三间温针灸，余穴施以普通毫针刺，平补平泻。每周3～4次，治疗10次后改为每周2次。

治疗4次后，肩周疼痛减轻，肩贞、臂臑处较疼，加针之。治疗10次后，活动受限有所好转。持续治疗2个月后基本痊愈，偶有轻微疼痛。

按语：火针可直达病所、温通经络，改善周围血液循环，加之温针灸，可助阳通经，配合运动刺法，可起到很好的行气活血作用。治疗过程中，要嘱患者注意局部保暖，避免肩部负重或过度劳累，同时一定要坚持功能锻炼，才能取得较快疗效。

肘劳

案1 刘某，女，49岁。2017年4月11日初诊。

主诉：左肘部以下胀痛、屈伸不利，伴右手指僵直1周。1周前较长时间搬重物后，出现左侧肘部以下酸沉胀痛，肘腕关节活动受限，右手麻痛僵直抓握不利，无法接打电话，夜间右侧前臂疼痛剧烈影响睡眠。骨科建议手术治疗。曾口服弥可保、根痛平，外用膏药等治疗（具体用药不详），痛感略减，其余症状无明显改善，因惧怕手术，特来针灸科诊治。查：面色红润，形体微胖，查体合作，言语清晰，对答切题，呼吸平稳，无异味，舌紫暗，苔薄白，脉弦涩。辅助检查：肌电图示双侧腕管综合征。颈椎间盘突出症病史 2 年，否认其他外伤史。

中医诊断：①肘劳；②腕劳（气血瘀滞，劳伤筋骨）。

西医诊断：①肱骨外上骨髁炎；②腕管综合征。

处方：主穴取阿是穴、陷谷、阳溪、列缺、曲池。配穴取合谷、手三里、外关、少海。

操作：以中粗火针快速点刺局部疼痛部位，合谷、外关直刺 1 寸，阿是穴、曲池直刺 1 寸，并施以温针灸各 1 壮，陷谷直刺 3 ～ 5 分，余穴常规针刺，得气为度。

针 3 次后，左手下沉胀麻痛减轻，功能较前改善。针 10 次后疼痛基本消失，仅觉右腕部轻微不适，腕关节活动自如。针 12 次后，腕关节可灵活运动，肘关节活动如常，痊愈。

按语：患者搬重物用力不慎，致双侧肘腕关节劳伤，肌肉韧带劳损，气血瘀滞，运行不畅，不通则痛。关节肌肉失于濡养，故屈伸抓握活动不利。用火针点刺阿是穴可温通经络，通则不痛，对肘劳、腕劳具有很好的疗效，应多推广应用。陷谷为经验用穴，合谷为止痛要穴，余穴均为局部选穴。患病期间应尽量减少局部活动，并注意保暖，以利于恢复。

案 2　刘某，女，48 岁。2008 年 10 月 10 日初诊。

主诉：右侧肘关节酸痛 2 个月，逐渐加重。右肘活动受限，提物困难，肘部怕冷。令右肘伸直紧握拳，使其前臂被动旋前，疼痛明显加重，确诊为肘劳。曾经用骨痛贴、麝香壮骨膏、局部封闭等方法治疗，症状未见明显减轻。

中医诊断：肘劳（风寒阻络）。

西医诊断：肱骨外上髁炎（网球肘）。

处方：阿是穴、曲池、陷谷、外关、合谷。

操作：取患者压痛最明显处，即阿是穴作一标记，位置确定后，嘱患者不要移动。常规消毒，用中粗火针，速刺法，点刺不留针，根据痛点部位和疼痛程度点刺 3 ～ 5 下。陷谷直刺 3 ～ 5 分，较强刺激，使局部得气明显。毫针刺曲池、外关、合谷，得气为度。

10 月 17 日二诊：治疗后当晚肘部疼痛减轻，手臂屈伸内外旋影响不大。

按原法施治。

10 月 24 日三诊：右肘部疼痛基本消失，活动如常，肘部不怕冷了，巩固治疗 1 次。2009 年 3 月因其他病来诊，肘劳未见复发。

按语：以阿是穴、陷谷为主穴治疗该病疗效显著。网球肘属中医学“肘痹”范畴，痹者，不通也。用火针针刺阿是穴以直达病所，温通经络，通则不痛，是治标之法。刺陷谷穴治疗网球肘是北京中医医院针灸科于书庄老中医的经验，贺普仁教授的经验是刺冲阳穴，经比较两者效果相近，但陷谷穴针刺痛感较冲阳穴轻。两者均属足阳明胃经穴，阳明经多气多血，脾胃为后天之本、气血生化之源，脾又主肌肉，故取陷谷或冲阳以养气血、濡筋肌，是治本之法。

腰腿痛

张某，女，68 岁。2017 年 5 月 3 日初诊。

主诉：腰痛、左膝关节痛 20 余年。患者 43 岁即开始双膝关节无力、疼痛，3 ～ 4 年前开始腰酸、腰痛，左膝关节痛加重，在外院诊断为腰肌劳损、腰椎间盘突出症、膝关节退行性病变等病，骨科保守治疗无效并逐渐加重，想转为手术治疗，患者不同意。在多家医院服用中西药物、按摩、理疗，当时有好转，不久又加重，经人介绍来我处针灸。患者形体肥胖，舌质暗，苔薄白腻，脉弦尺弱。

中医诊断：①腰腿痛；②膝痹（肾虚骨弱，痰瘀阻络）。

西医诊断：①腰椎间盘突出症（L4 ～ L5 椎间盘脱出、椎管狭窄、腰椎骨骨质增生、重度骨质疏松）；②重度膝关节退行性骨关节病（半月板损伤、膝前交叉韧带、内侧副韧带损伤、膝关节腔积液）；③下肢静脉功能不全。

处方：肾俞、大肠俞、腰阳关、环跳、委中、太溪、昆仑、气海、关元，薄氏腹针的下风湿点等，血海、梁丘、犊鼻、曲泉、阳陵泉、阴陵泉、鹤顶、膝阳关、内膝眼、委阳、足三里、丰隆、太冲、阿是穴等。

操作：先以火针点刺肾俞、大肠俞、腰阳关、委中、血海、梁丘、犊鼻、曲泉、阳陵泉、阴陵泉、鹤顶、膝阳关、内膝眼、阿是穴，深 3 ～ 5 分，然后再用毫针刺上述腧穴，以平补平泻法为主，环跳针感到足部，犊鼻、太溪或昆仑温针灸。每次来针灸，仰卧位半小时，俯卧位半小时，每周治疗 2 次左右。患者若感觉疲劳，中间休息 2 ～ 3 周。

治疗后腰痛和膝关节肿痛逐步减轻。开始患者需要家属陪同打车拄双拐来针灸，后来独自来针灸。断断续续治疗一年多，后来可以不拄拐行走，带拐杖只是预防万一。膝关节肿痛基本消失，只是天气不好或过于疲劳才会出现腰痛、膝关节痛，疼痛时再来针灸。同学聚会时大家都认为她变化很大，精神饱满，年轻了不少。2019 年 5 月 17 日在北京某医院复查 MRI，并与 2018 年 1 月 14 日进行比较，椎间盘脱出较前稍好转，连检查的大夫都认为：从没见过只是针灸治疗就可以使椎间盘脱出好转的。现在患者仍间断来巩固治疗。

按语：运用火针点刺患部要穴及阿是穴，可温通经脉、消肿止痛。对顽症痼疾，仅用毫针治疗力量明显不足，用贺氏三通法，特别是火针疗法则可明显提高疗效。《肘后歌》曰："脚膝经年痛不休，内外踝边用意求，穴号昆仑并吕细，应时消散实时瘳。"吕细，即太溪穴。笔者常在太溪或昆仑行温针灸，可温肾通络，治疗腰腿痛有良好疗效。

该患者虽然年老体衰，骨关节及周围组织损伤严重，骨科医生认为除了手术无其他方法可治。但患者坚信针灸可以治疗，坚持长时间针灸，终于取得了不同凡响的疗效。

转筋

马某，女，67 岁。2018 年 11 月 14 日初诊。

主诉：小腿肚间断痉挛 5 年余。多发于凌晨 3 ～ 5 点，每夜发作 2 ～ 3 次，持续 2 ～ 5 分钟，疼痛剧烈，长期在小腿部使用电褥子保暖，症状可以缓解，未系统治疗。查：神清，面色微黄，形体适中，言语清晰，呼吸平稳无异味，双小腿无明显肿胀异常，舌淡紫，尖红，苔薄黄，脉弦滑。糖尿病病史 20 余年，否认高血压、冠心病病史。

中医诊断：转筋（寒凝血瘀，筋脉失养）。

西医诊断：腓肠肌痉挛。

处方：主穴取攒竹、阳陵泉、足三里、承山、三阴交。配穴取阿是穴、飞扬、昆仑。

操作：用中粗火针快速点刺双侧承山及小腿肚阿是穴，然后诸穴施以普通毫针刺，平补平泻，留针30分钟，用TDP神灯照射承山穴周围。

针灸1次后，夜里仅发作1次痉挛；针灸2次后，夜里没再痉挛；又巩固治疗6次，未再发作。

按语：患者发病盖因寒凝血瘀，引起筋脉失养，经筋挛急。火针具有强大的温经散寒作用。攒竹为治疗小腿痉挛的经验穴，也可以说是循经取穴；阳陵泉是八会之筋会，可疏理气机、荣养筋脉。两者相配，可起到很好的舒经通络作用，见效比单用毫针快。

足跟痛

曹某，女，63岁。2009年3月13日初诊。

主诉：左足后跟痛1年，加重2个月。行走初期疼痛较重，拒按，夜间尤甚，近2个月逐渐加重，曾外贴膏药、局部封闭及小针刀治疗，但疗效均不持久。查：左足跟骨后有软骨性稍隆起，皮色不变，局部肿胀，压痛明显。拍X线片未见异常。舌紫暗，脉弦。

中医诊断：骨痹（气滞血瘀）。

西医诊断：跟痛症。

处方：阿是穴、血海、三阴交、承山。

操作：火针点刺局部痛点3处，血海、三阴交毫针平补平泻，承山放血拔罐。

治疗4次，症状减轻，同法继治6次而愈。

按语：足跟痛是指跟骨结节周围慢性劳损引起的疼痛，多因肾虚复感风寒湿邪，滞留足跟，或气血虚弱而不能濡养，或外伤、劳损而损伤足跟，局部经脉痹阻，气血运行不畅，不通则痛。肾气亏虚，筋脉失养，是本病发生的主要内因；劳损或外伤经筋，或寒湿入络，则是常见的外因。临床以祛风散寒、行气活血、补益肝肾为主。

火针点刺阿是穴，以祛风散寒，促进局部气血运行，使筋骨得养。三阴交为肝、脾、肾三经的交会穴，可调节三脏功能，并补血行血，改善局部气血运行。足太阳膀胱经贯腨内，出外踝之后，因此承山或委中穴放血可活血化瘀，改善足跟部的气血运行。若有肾虚，可加太溪、照海等穴，寒者可加温针灸。

扭伤

康某，男，30 岁。2018 年 3 月 19 日初诊。

主诉：左脚扭伤 4 个月余。患者 4 个月前骑自行车时左脚不慎卷入车轮，前脚掌受伤，感觉疼痛，可勉强行走，遂于本院推拿科就诊，行 X 线检查示未见明显异常。局部轻微红肿，疼痛，行走时自觉左前脚掌疼痛，经推拿、理疗、外用膏药及中药泡洗治疗一段时间后未见明显疗效，遂来针灸科治疗。查：面色偏暗，形体偏胖，言语流利，呼吸无异味。左脚掌无明显红肿。舌质淡，苔白，脉弦细。既往体健。

中医诊断：扭伤（气滞血瘀）。

西医诊断：扭伤（左足）。

处方：主穴取阿是穴。配穴取涌泉、公孙。

操作：患者左足放于稳定位置，先用细火针快速点刺局部阿是穴，再用毫针刺明显压痛点、涌泉及公孙，局部用 TDP 神灯照射，最明显痛点处施以温针灸。

治疗 2 次后，患者诉走路时疼痛稍有减轻，加太溪；治疗 5 次后，患者诉走路时穿运动鞋疼痛明显减轻，穿皮鞋时仍觉疼痛，继续巩固治疗 3 次后基本痊愈。

按语：火针点刺局部明显痛点，可手法稍重，直达病所，温经通络，促进气血运行，经络通则痛减，配合温针灸则效果更佳。取局部穴涌泉、公孙，可激发局部经气，直达病灶。在其他方法治疗扭伤类疾病效果不佳的情况下，采用贺氏三通法往往可以较快取效。嘱患者勿活动过量，减少站立和行走时间，避免过多负重。

主要参考书目

[1] 杨光 . 百病针灸推拿高效疗法 . 北京：北京科学技术出版社，1992.
[2] 贺普仁 . 普仁明堂示三通 . 北京：科学技术文献出版社，2011.
[3] 薄智云 . 腹针疗法 . 北京：中国中医药出版社，2012.
[4] 杨光 . 火针疗法 . 北京：中国中医药出版社，2014.